健康ライブラリー スペシャル

[新版] 発達障害に気づいて・育てる完全ガイド

臨床心理士・臨床発達心理士 **黒澤礼子**

〈対象〉
小学生
中学生でも活用
できます

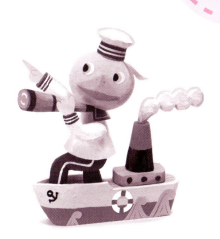

講談社

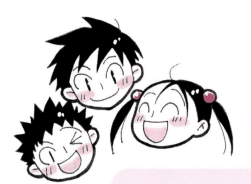

まえがき

　平成17年に発達障害者支援法が施行され、平成19年度に特別支援教育がスタートしてから、10年以上経ちました。この間に、まだ充分とはいえませんが、発達障害への理解や支援が進み、学校の中の子どもたちを取り巻く環境は大きく変化してきました。また、医学の分野でも、発達障害の診断基準がDSM-ⅣからDSM-5（精神疾患の分類と診断・統計マニュアル）へと大きく改訂されました。そのため、今回新たに、新版を発行することになりました。

　この本を最初に出版したのは、平成19年でした。従来の普通教育のなかに特別支援教育が導入されるというニュースに、当時の私は危機感を覚えていました。発達障害の情報も充分ではなく、ベテランの専門家がまだまだ少ないなかで、現場で対応を求められる先生方のことを考えたからです。専門家ではなくても、発達障害の特性がどのくらいあるのかを、素早く把握し支援に反映できるアセスメントが、絶対に必要だと思いました。

　その思いで、長年の特別支援教育研究会の活動や研究をまとめ、気になる子どもの性格や行動特性を把握する「行動と学習に関する基礎調査票」（以下、基礎調査票と表記）を作成しました。この質問紙には、発達障害を代表するASD（自閉スペクトラム症）・ADHD（注意欠如・多動症）・SLD（限局性学習症、一般的にはLD〈学習障害〉とよばれる）などの特性把握のための質問項目が含まれており、結果を「評価シート」にレーダーチャートでわかりやすく表示できます。

　幸いなことに、この本に掲載した基礎調査票は、現在ひじょうに多くの教育現場で使われています。特に特別支援教室（情緒障害等通級指導学級）や特別支援教育専門家チームによる、子どもの行動観察、あるいは、校内委員会で個別の指導計画や個別の教育支援計画を立てる際に、役立てていただいているように思います。

　本書の目的は、発達障害の診断をすることではありません。子どもの特性を正確に把握し、子どもの行動を理解して、すみやかに具体的な支援を考えるためのものです。基礎調査票と評価シートは、先生方だけではなく、ご両親や子どものことをよく知っているすべての大人に使っていただきたいと思います。本書が子どもたちの健全な成長の助けになることを心より願っています。

　なお、本書は2007年（平成19年）に発行した『発達障害に気づいて・育てる完全ガイド』をDSM-5（精神疾患の診断・統計マニュアル）にあわせて見直した新版です。

新版 発達障害に
気づいて・育てる
完全ガイド

先生・保護者がすぐに使える
記入式シートつき

● contents ●

まえがき ……………………………………… 2
本書の使い方 ………………………………… 4

1 発達障害の基礎知識 …………… 5

発達障害を正しく知ろう ……………………… 6
特別支援教育の役割と課題 …………………… 13
社会問題の陰にあるもの ……………………… 15

2 基礎調査票・評価シートと実例集 …… 17

基礎調査票と評価シートの使い方 …………… 18
● 行動と学習に関する基礎調査票 …………… 20
評価シートの解説と見方 ……………………… 28
● 評価シート …………………………………… 29
10の実例にみる状況と経過 …………………… 30

3 対応方法の具体例 ……………… 45

学校と家庭が協力して ………………………… 46
予定と手順を決め、明確に示す ……………… 48
落ち着けない気持ちを理解する ……………… 50
理解度を早めに確認する ……………………… 52
成功体験で自信を育てる ……………………… 54
情報の伝え方を工夫する ……………………… 56
社会のルールを身につけさせる ……………… 58
身体感覚を高める ……………………………… 60

● 避けたい対応、タブー集 …………………… 62
● 相談窓口を利用する ………………………… 63

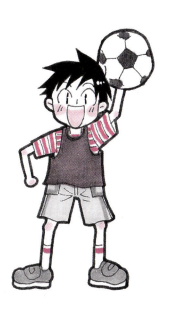

本書の使い方

　本書は、まず１章で発達障害と特別支援教育に関する基礎知識を解説しています。

　２章では基礎調査票と評価シートを載せています。これは、保護者、担任の先生など、誰でも記入できるように工夫してあります。

　続いて、実例集を掲載してあります。私が日々現場で携わっている例を少々アレンジしていることをお断りしておきます。ただし、どれも通常の学級で見受けられるパターンです。

　子どもの状況は一人ひとり違いますから、29ページのシートに記入したものと、まったく同じ例はないはずですが、参考にしてください。

　ぜひお読みいただきたいのは３章です。本人や保護者、先生方の対応を具体的に解説しました。

注意点

- ２章で紹介する評価シートは、子どもの日常の行動をみて、その子の特徴を把握するためのものです。発達障害の診断をするものではありません。
- 基礎調査票は子どもの保護者や先生用で、個人使用を前提としています。公（おおやけ）の場で使用する場合は、著作権法上、かならず著者に連絡してください。

基礎調査票の特徴

一般向け……基礎調査票は、記入者に専門性や特殊な知識を必要としません。その子をよく知っている人ならば、誰でも活用できるものです。

認識の共有……基礎調査票を記入する人が違っても、その子に対して同じ基準で観察することになるので、共通のパターンが把握できるようになります。その結果、共通の視点から、その子への対策を検討できます。校内委員会や専門家チームなどでの話し合いにも使えます。

５段階評価……複数の項目を５段階で評価することにより、その子の特徴を細かく把握できます。

客観性……対象の子どもについて、何人かで記入して比較することで、記入者の認識違いを避けることができます。同じシートに重ねて記入し、比較することもできます。

公平性……複数の人間で話し合いながら、項目を記入していくと、より公平な調査ができます。

多面性……保護者と先生が記入することにより、家庭と学校での子どものようすの違いや、保護者と先生でのとらえ方の違いが把握できます。

何回でも使用可能…その子の時間的変化をみることができ、改善や悪化が把握できます。同じシートに重ねて記入していくこともできます。

基礎調査票作成方法

　アメリカ精神医学会の「DSM-Ⅳ」、世界保健機関の「ICD-10」、文部科学省が平成14年に実施した調査項目等を基本に、アッヘンバッハの「子どもの行動チェックリスト」、ギルバーグの「アスペルガー症候群およびその他の自閉症スペクトラム障害のスクリーニング質問票（ASSQ）」、E・ショプラーの「小児自閉症評定尺度（CARS）」等の資料を参考にⅠ、Ⅱ、Ⅲの尺度項目を検討。著者が従来の相談業務で気づいた症状等をⅣに加え16尺度項目としました。関東周辺数校の小学校の２～４年生６クラス188人及び問題行動を示す児童43人を対象に調査を行いました。調査は児童をよく知る担任の先生に依頼しました。

　この結果をもとに、尺度の妥当性、信頼性を検証したところ（詳細は本書では省略）、分析の結果は妥当性、信頼性ともに充分と判断されるものでした。

　実例は、保護者の了解のもとに、調査を担任の先生に依頼し、その結果を考察したものです。個人情報保護のため、複数の実例を組み合わせてアレンジしています。

1 発達障害の基礎知識

　今まで障害とは、身体障害、知的障害、精神障害の3つの障害を指し、障害者基本法の対象とされていました。ところが、近年この法律で対応できない障害がある子どもたちの存在が社会で認知されるようになりました。「発達障害」です。

　発達障害の子どもたちのなかで、知的発達の遅れが目立たない子どもたちは、小学校に入学し、通常の学級に在籍しています。ところが発達障害があるため、本人はがんばっているのに授業についていけなくなったり、先生が対応に悩んでしまうなど、さまざまな問題が生じています。

　発達障害は、脳の中のさまざまな心の機能の"働きのバランスの悪さ"ゆえにわかりにくく、周囲からの理解や支援を得られず、性格やしつけのせいだとほうっておかれがちです。低学年のうちに周囲が気づき、医療や療育的ケアを受けさせることが大切です。また、周囲もかかわり方に充分配慮していかなくてはなりません。

　まず、基礎知識として、発達障害とはどのようなものかを知るところから始めましょう。

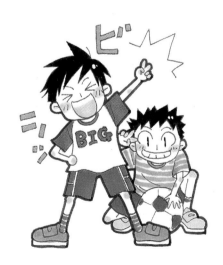

発達障害を正しく知ろう

心の機能に障害がある

　先生の話をまるで聞いていない、ノートが書けない、授業中に勝手に立ち歩く、思うようにならないといきなり怒り出す、ふらふら教室からとび出す。
　「この子にどう接してよいのかわからない」「ちっとも先生の言うことを聞いてくれない……」。
　最近、発達障害という言葉をよく耳にします。ばくぜんとした言葉のようにも感じられますし、いろいろと誤解されることの多いこの言葉について、まずはしっかり理解しましょう。
　障害にもいろいろなかたちがあります。今までは、主に、障害といえば、身体障害と知的障害、精神障害という意味で受け止められていました。しかし、身体機能と同じように、脳にもいろいろな機能があり、脳の中の心の機能のバランスが悪い人たちがいることが、ようやく社会的に認知されるようになりました。
　脳の機能には、感覚、知覚、認知、言語、情動、記憶などがあり、これらがまとまると心というものができあがります。
　誰でも心の機能には多少のばらつきがあり、それが個性というものなのですが、なかにはばらつきがひじょうに大きく、そのことが、家庭、学校、社会で生活していくうえで、大きな妨げになる場合があります。この心の機能のバランスの悪さが、発達障害といわれるものであり、それは生まれたときからのものなのです。

発達障害の子は少なくない

　発達障害は男児に多い傾向で、男女比は3〜4対1といわれています。
　発達障害の子どもの多くは通常の学級に在籍していますが、障害に気づかれにくいため、虐待、いじめ、不登校、学級崩壊、非行、反社会的な行為などの、隠れた原因のひとつとなっているのです。
　文部科学省の調査報告によると、小・中学校の通常の学級に在籍するADHD（注意欠如・多動症）、LD（学習障害）、ASD（自閉スペクトラム症）の可能性がある子どもは全国で6.5％（実数にすれば67万人。平成24年）とされていて、学習や生活の面で、特別な教育的支援を必要としています。30人学級なら1クラスに2人、45人学級なら3人、クラス編成によっては4〜5人の子どもに発達障害があることもありえます。親や先生をはじめ大人は、その認識をまずもつことが、適切な対応のための第一歩です。
　発達障害のなかで知的能力障害がない場合は気づかれにくく、ともすれば、親の育て方が悪いから、あるいは子どもの性格のせいだと非難されやすいのです。その結果として、不適切な対応をされたり、なんら対策を講じないままにほうっておかれたりすると、やがて情緒や行動面に二次障害が起きてしまうこともあるのです。
　現在では、発達障害は、心の機能のバランスが悪いことが原因だとわかっています。適切な対応をしていけば、トラブルを起こさずに社会で生活できます。子どものおかれている状況を的確にとらえ、今後の状況の変化が予測できれば、援助の対策を講じることができるようになります。発達には環境が大きく作用するものですから、環境をととのえることで、充分、発達を促すことができるのです。
　それでは、次にそれぞれの障害についてみていきましょう。

発達障害は3つのグループに分けられる

子どもたちのなかには、知的発達の遅れの有無とは別に、落ち着きがなかったり、勉強がある分野だけ極端にできなかったり、友達とじょうずに遊べなかったりする子がいます。現れ方はさまざまですが、そういった子どもたちのなかに、発達障害が隠れている可能性があります。

発達障害は、発達障害者支援法（平成16年公布）により「自閉症、アスペルガー症候群その他の広汎性発達障害、学習障害、注意欠陥・多動性障害、その他これに類する脳機能の障害であって、その症状が通常低年齢において発現するもの」と定義されています。

この定義にしたがって、代表的な3つのグループ、①自閉症、アスペルガー症候群その他の広汎性発達障害、②学習障害、③注意欠陥・多動性障害について考えてみましょう。

広汎性発達障害（PDD）

「自閉症、アスペルガー症候群、その他の広汎性発達障害」というグループは、2000年に米国精神医学会（APA）が発行したDSM-Ⅳ-TR（精神疾患の分類と診断の手引き：改訂版）の中では、広汎性発達障害（PDD）という大きな概念でくくられていました。広汎性発達障害のなかに自閉症（自閉性障害と表記）、アスペルガー症候群（アスペルガー障害と表記）、特定不能の広汎性発達障害などが含まれており、自閉症状の強さや、知的な能力が標準より低いか否かによって、その診断名が異なっていました。

自閉性障害（自閉症）

①人との関係が希薄で、社会的な関係をじょうずにつくれない

視線が合いにくい。他人の存在を意識しない。ひとりでいることが多く友達ができない。感情の共有が苦手。指示が入りにくい。集団活動が苦手。

②言葉などを適切に使用して、コミュニケーションをとることが難しい

言葉の遅れがある。オウム返しやひとり言が目立つ。会話がかみ合わない。関心のある話しかしない。同じ言葉をくり返す。言葉の裏の意味が理解できない。

③興味・活動がかたより、反復的・常同的な行動がみられる

興味の範囲が狭く、電車や虫など関心のあることには精通するが、年齢相応の知識や常識がない。変化を嫌いこだわりがある。感触など気に入ると長期にわたり熱中する（ぬいぐるみなど）。手をひらひらする、横目で見る、とびはねるなど気になる行動がある。

自閉症状とは、上記の3つの症状を言います。

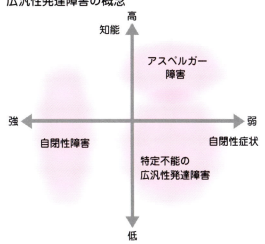

広汎性発達障害の概念

アスペルガー障害（アスペルガー症候群）

特に、アスペルガー障害は、幼児期から言葉や知能の発達に遅れがないため、気づかれにくいのですが、人とのかかわりが苦手でこだわりが強く、がんこで協調性に欠けるところがあります。マイペースやマイルールで行動するため、集団行動は苦手ですが、興味をもったものに集中する力はすぐれているので、学術的研究の分野などで驚くほどの能力を発揮することもあります。以下に特性と例をあげます。

①他者との関係がうまくつくれない

アイコンタクト、表情、身ぶり手ぶりなどのボディランゲージが乏しかったり不適切だったりす

る。相手が迷惑そうな顔をしていても表情が読めないので気づかない。みんなで楽しむことや気持ちの共感ができない。場の雰囲気がわからず「空気が読めない」と言われる。友達ができず、孤立しがち。暗黙のルールがわからず、マイペースになる。小さいときに言葉の遅れはないが、会話がかみ合わない、人の話を聞かず一方的に話すなどのようすがみられる。

②行動、興味、活動が限定されて、反復的・常同的なようすが一部にみられる

限られたものにひじょうに強く興味をもち、熱中する。効率的ではないとわかっていても、物の置き場所や電車の時間などにこだわる。着ている物や気に入った物の一部などを常に触っている。手や指をぱたぱたさせるなど、気になる動きをする。

DSM-5への改訂による大きな変化 自閉スペクトラム症（ASD）

2013年にDSMに大きな改訂がなされ、DSM-5が出版されました。今まで使われていた広汎性発達障害（PDD）という言葉が消えて、自閉スペクトラム症（ASD）という言葉に変わりました。3つあった自閉症の診断基準も2つになりました。①と②が統合され、「社会的なコミュニケーションの力をもち人間関係をつくっていくことが困難である」となり、言葉の遅れは診断基準から外されました。③の「行動・興味・活動が限定されて、反復的・常同的なようすがみられる」という特性には、こだわりの強さに加えて、対象への強い愛着や執着、感覚の過敏さ・鈍感さなどが新たに入りました。

今まで使われていた自閉症やアスペルガー障害という診断名は使われなくなり、自閉スペクトラム症のレベル1〜3という重症度で分類する表現を用いることになったのです。レベル1〜3は、日常生活を送るうえでどれだけ支援が必要かということで判断するのですが、知的な遅れを伴わないアスペルガー障害の方たちがどのレベルに当たるのかなど、判断が難しくなります。

DSMが改訂されてずいぶん時間が経ちましたが、世の中では、まだまだ今までの診断名も使わ

自閉スペクトラム症の特性

社会的なコミュニケーションの力をもち人間関係をつくっていくことが困難

行動・興味・活動が限定されて、反復的・常同的なようすがみられる

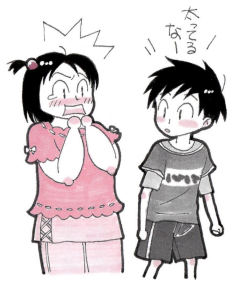

人の気持ちを想像できないため、いきなりとんでもないことを言ったりする

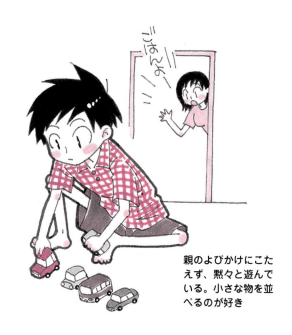

親のよびかけにこたえず、黙々と遊んでいる。小さな物を並べるのが好き

れており、そのなかで、新しい自閉スペクトラム症という診断名も広がり、ひじょうにわかりにくくなっています。

注意欠陥・多動性障害（ADHD）も注意欠如・多動症に、学習障害（LD）も、読み、書き、算数に困難を示す場合に限って限局性学習症（SLD）と定義することになりました。
「発達障害」という名前も、「神経発達症群」と総称されることになりました。
DSM-5の邦訳にあたり、日本精神神経学会精神科病名検討連絡会が設置され、差別意識や不快感を生まないようにという配慮がなされたことが報告されています。

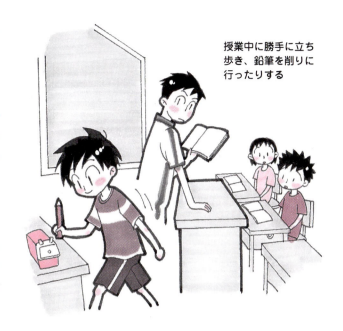

授業中に勝手に立ち歩き、鉛筆を削りに行ったりする

注意欠如・多動症（ADHD）

特徴 注意欠如・多動症といわれるように、不注意、多動性、衝動性の特徴があります。これらは、ほかの子どもにもみられる行動ですが、その程度が通常範囲を超えていて、生活上で支障をきたすほどになっています。言葉の発達は良好ですが、行動面などでのいちじるしい困難がある障害です。
特徴を以下にまとめます。
①不注意……注意の集中・持続時間が短く、注意を向ける方向が変化しやすい。興味の持続が困難で、興味のおもむくままに行動する。集中して取り組めない。忘れ物が多い。ミスが多い。
②多動性……まさに動きが多い子ども。さらに2タイプに分けられる。ひとつは、授業中にたびたび席を離れる、教室をとび出すといった移動性のタイプ。もうひとつは、手足をモジモジさせる、きょろきょろする、椅子からずり落ちるといった非移動性のタイプ。
おしゃべりが止まらない、不規則発言が多いなども、口の多動症状といわれています。
③衝動性……順番が待てない、他人の行動にわりこむ、おもちゃをひとり占めする、衝動のコントロールがきかない、がまんができない。

年齢が上がるにつれて多動性は目立たなくなりますが、衝動性や集中力の欠如、持続力の不足は残ります。
子どもによっては、家庭ではADHDの特徴が現れることなく気づかなかったのに、学校の先生からADHDではないかと指摘され、親がショックを受けることがあります。これは、子どもが自由にのびのびと過ごせる状況では問題が出ないのに、集団生活のなかでは落ち着かず、特徴が顕著に現れるためです。
知的な遅れはほとんどないのに、学業成績がふるわない子が多いようです。このため、能力はあるのに努力しない、ふまじめだと、親や先生から叱られることも少なくありません。
注意力が続かず、人の話を充分に聞いていないので、やるべきことが理解できなかったり、いろいろなものに気をとられ、行動にものすごく時間がかかったりします。
周囲から評価されないため、挫折感や劣等感が

ADHDの特性

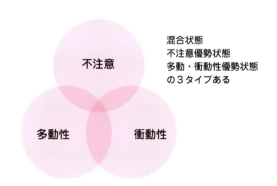

混合状態
不注意優勢状態
多動・衝動性優勢状態
の3タイプある

強くなり、衝動性や攻撃性が高まることもあります。

一方、親のほうも、ADHDは、しつけの問題と非難されやすいため、自信喪失につながったり、イライラして子どもに体罰を加えたり、子どもを拒否しやすくなったりします。これは悪循環になります。親子関係が悪化し、子どもの対人不信や攻撃性などが現れてくると、さらに多動性や衝動性が増し、虐待、家庭内暴力、家庭崩壊、家出、非行につながりかねません。

限局性学習症（SLD）

特徴●これまで、学習障害（LD）といわれてきました。LDは、全般的な知的発達の遅れはないけれど、聞く、話す、読む、書く、計算する、推論するといった学習に必要な能力のいくつかに困難があります。

読み書き、算数の分野で理解や習得がいちじるしく難しい場合、医学的な診断では読字障害、書字表出障害、算数障害といわれていましたが、DSM-5では、この３つをまとめて限局性学習症（SLD）といいます。しかし、現状ではまだSLDではわかりにくいので、本書ではLDと表記します。

日常の具体的な生活でみると、字がきたない、作文がへた、漢字を正しく覚えられない、繰り上がり・繰り下がり計算ができない、といったように現れます。通常、どの子どもにもありがちなことばかりですが、LDの場合には、極端に苦手なのです。

本人はいっしょうけんめいがんばっているのですが、勉強や運動が部分的にいちじるしくできません。それが障害によるものとは気づかれにくく、そのため、周囲からは「なまけている」「わざとやっている」と性格の問題にされたり、知能全体が遅れていると思われたりします。できないのは特定の分野だけなのに、全体的な自己評価が下がり、劣等感や挫折感につながるため、不登校になることもあります。

LDとADHDは関係が深く、30～50％前後は重複しているといわれています。

発達障害（神経発達症群）の原因と対応

原因●本人の不安やストレス、家庭環境の悪さ、親の育て方のせいではありません。脳のわずかな機能障害に原因があります。情報伝達の役割をになう神経系や大脳（前頭葉）、小脳などの機能がうまく働かないのではないかといわれています。

環境的要因としては、出産時のトラブルなどによる脳の損傷、早産、妊娠中の飲酒や喫煙、てんかんなどの合併症、甲状腺疾患などの代謝異常、環境ホルモンなどがあげられますが、これもまだはっきりしたことはわかっていません。

こうした脳の不具合により、行動や学習に困難が生じています。これが一次障害ですが、親や先生の接し方、家庭や学校の環境がととのえられず、放置されたままになると、叱られつづけて自信を失い、二次障害として、コンプレックス、いじめ、孤立、対人関係の障害に発展することが少なくありません（11ページ参照）。

脳の機能障害の実態が不明なため、根本的な治療法はまだありませんが、適切な対応をすることで、社会性を獲得することができます。

対応●発達障害の子どもたちは、ひらめきや個性的な感性をもっていて、好きなことには人一倍熱中するといった長所もありますが、能力のアンバランスがみられるのです。

不注意や苦手な勉強がある場合は、子どもが本来もつ特性であることを理解したうえで、心理的、

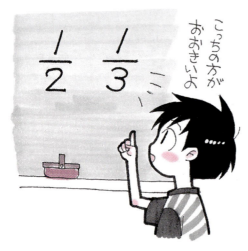

分数の概念をつかむことが困難

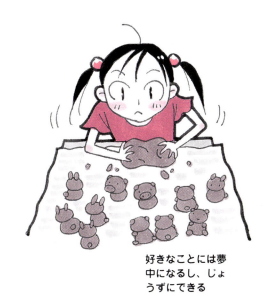
好きなことには夢中になるし、じょうずにできる

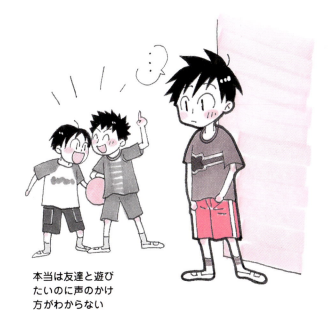
本当は友達と遊びたいのに声のかけ方がわからない

教育的援助をおこないます。得意な部分は自信につなげ、苦手な部分はその子なりの努力を認め、子どもの状況に合わせた指導方法を考えます。

注意の集中、必要な情報の選択のしかたを教え、成功体験をさせるなどの対応をしていきます。絵やラベル、写真を使って情報を視覚的に提示したり、反復練習をします。また、投薬治療を取り入れる場合もあります。対応については、3章を参照してください。

不適切な対応によって二次障害が起こる

本来もっていた障害を一次障害とすると、一次障害があるために引き起こされる障害が二次障害です。一次障害とは別の意味で、深刻な事態を招きます。

誤解のないように言っておきますが、発達障害があるからといって、犯罪を起こしやすいなどということではありません。心の機能の障害をすぐに犯罪に結びつけたがる風潮は、発達障害の子どもたちへの大きな誤解のひとつです。

事件の容疑者にそのような障害があったとしても、反社会的行動は一次障害によるものではなく、周囲の対応が不適切だったための二次障害によるものと考えてください。

発達障害の子どもたちに不適切な対応をすると、劣等感をもったり対人不信に陥ったりして、さまざまな二次障害につながります。

たとえば、興奮やパニックが抑えられないほど強くなったり、器物破壊や自傷にまで及ぶことがあります。反抗的な態度や被害者意識がひじょうに強くなる子もいます。劣等感からのうつ気分や対人恐怖、不登校やひきこもりなど、精神的な面に現れることや、頭痛、食欲不振、夜尿症、眠れないなど、体に変調が出ることもあります。

こうした二次障害にまで及ぶと、対応も困難になりますから、発達障害は早期発見、早期療育が大切なのです。

その他の発達障害

補足的に、その他の症状についても触れておきます。

コミュニケーション症群

言葉と会話に困難性がみられます。言葉の遅れは、DSM-5では、「コミュニケーション症群」と分類され、内容によって次のように分けられます。

・言語症……言葉が少ない、会話が短く限られているなど、年齢に比べ語彙の習得や使用に困難さがある。

・語音症……年齢に見合った正しい発音ができず、わかりにくい（音の置換、省略、脱落、歪曲）。

- 吃音……音声・音節のくり返し、音声の延長、単語の途切れ等で、流暢に会話ができない。
- 社会的コミュニケーション症……あいさつ、敬語の使用、TPOに合わせた会話、冗談・皮肉・たとえ話の理解などが苦手。

運動症群

- 発達性協調運動症……手足のまひなどないのに、動きの協調を必要とするような動作（鉄棒、縄跳び、とび箱など）が極端に苦手。または、手先の不器用さ（物を落とす、字を正確に書けない、ひもを結ぶことが苦手など）がみられる。
- 常同運動症……見たところ、意味のない一定の運動行動をくり返す（手を振る、体をゆする、頭を打ち付ける、自分にかみつく、体をたたくなど）。
- チック症群……突発的に、音声や体の動き、運動などが生じ、くり返される。運動チック症、音声チック症、トゥレット症候群（運動チックと音声チックが複合した症状がでる）がある。

知的能力障害

概念的、社会的、実用的な領域における知的機能と適応機能の欠陥を含む障害です。今までは知能指数（IQ）70未満が知的な遅れがあるという判断基準でしたが、DSM-5では数値による判断ではなく、上記の3領域においてどのくらいの支援を必要とするかを基準に、軽度・中等度・重度・最重度の判断をします。

発達障害の関連

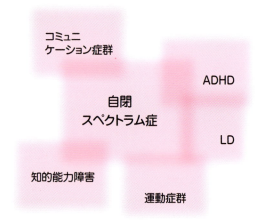

ポイントのまとめ

ADHDやLDだけでなく、自閉スペクトラム症の子どもも含めて、周囲の人たちは対応に配慮しなければなりません。以下にポイントをまとめてみました。

① 頭ごなしの説教や体罰をおこなわない。
② くどくどと、たくさんのことを言わない。
③ ぶれない態度で善悪の基準をはっきり教えていく。
④ 指示はわかりやすく、短く、はっきり、メリハリつけて。
⑤ 視覚的な手がかりを活用、提示する。
⑥ なにをするのか、具体的に言う。
⑦ 新しいこと、変化が苦手。前もって伝える。
⑧ 干渉しすぎない、追いつめない（6割でがまん。スモールステップで）。
⑨ 特性を理解して対応する（こだわり、思い込み、衝動的怒り、切り替えが悪い、時間がかかるなど）。
⑩ 場合によっては、本人に診断名ではなく特性を伝えて、自覚を促す。

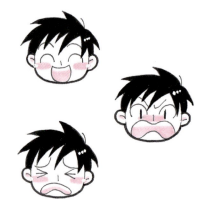

特別支援教育の役割と課題

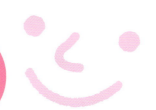

支援が必要な児童は多くいる

平成19年度より、教育制度が大きく変わりました。障害の種類や程度に応じて特別の場でおこなう「特殊教育」に代えて、通常の学級に在籍するLD、ADHD、知的障害のない自閉症等も含め、障害のある子どもたちに対して、個々の教育的ニーズを把握し、適切な教育的支援をおこなう「特別支援教育」が始まったのです。

それに先立ち、文部科学省が平成14年におこなった調査の結果、学習面や行動面で著しい困難があるにもかかわらず、充分な支援を受けていない子どもが6.3％いることがわかりました。40人学級でいえば1クラスに2〜3人の「支援が必要な子どもたち」がいることになります。この子どもたちは発達障害の可能性があるといわれています。

特別支援教育を推進するために、文部科学省は、全国の小・中学校へ以下のような通知をしました。
・校内委員会を設置
・特別支援教育コーディネーターの先生を指名
・対象児童へ、必要に応じて「個別の指導計画」および「個別の教育支援計画」を作成

また、各教育委員会に、専門的な意見を各学校に提示する「特別支援教育専門家チーム」の設置や各学校を巡回して指導や助言をする巡回相談をおこなうことを要請しました。

このように、さまざまな立場から子どもの特性を踏まえて校内や教室内の環境を改善し、学習の指導方法を工夫することで、対象となる子どもの集団適応がよりスムーズになります。

支援は、複数の教職員を配置するチームティーチングのほか、特別支援教育支援員の配置、特別支援学校、特別支援学級、通級指導教室の利用などがあり、特別支援教育コーディネーターが、要支援者と支援者側の連携をはかっていきます。それぞれの内容と課題をみていきましょう。

特別支援教育支援員

担任や校内委員会の判断のもとに、学校長を通じて教育委員会に申請すると、学習面や行動面のサポートをする支援員が派遣されます。ところが、希望が多いので、すべての要請に対応しきれていません。その結果、「困っている子」よりも授業の差しさわりになる「困った子」に支援員をつけることが優先され、支援が必要でもおとなしい子にはなかなか配置されないという実情もあります。

特別支援学校

従来の盲・聾(ろう)・養護学校です。視覚障害者、聴覚障害者、知的障害者、肢体不自由者、または病弱者（身体虚弱者を含む）に対して、幼稚園、小学校、中学校または高等学校に準ずるかたちで教育をおこない、学習上または生活上の困難を克服し自立を図るために必要な知識や技能を授けることを目的としています。

平成19年度以降、特別支援教育の推進と充実のため、地域における特別支援教育のセンターとして支援の中心的役割を担うことになりました。

特別支援学級

軽度の障害のある子どもを教育するために、小・中学校に設置された学級で、従来は特殊学級などとよばれていました。知的障害、肢体不自由、病弱・身体虚弱、弱視、難聴、言語障害および自閉症・情緒障害の子どもを対象とします。

特別支援学級ではきめ細かい指導ができるように、定員は8名と、少人数に決められています。

しかし、在籍する子どもの学年はばらばらであることが多く、個々の障害の状態や特性などに応じて、生活指導、治療的指導や独自の教材による指導などが、じつに多岐にわたります。

また、特別支援学級は、すべての学校に設置されてはいません。各学校に1学級設置して、給食や体育、図工、音楽、算数などの時間は、子ども

の力に応じて通常学級の授業に参加できるようにするなど柔軟な対応がとれれば、もっと個々人の成長を促すことができるでしょう。

通級指導教室

　言語障害、自閉症、情緒障害、弱視、難聴、学習障害（LD）、注意欠陥・多動性障害（ADHD）、肢体不自由、病弱・身体虚弱の障害がある子どもたちが対象です。教科等の指導は主として通常の学級でおこないつつ、個々の障害の状態に応じた特別の指導（自立活動のための指導）をする教育形態です。通常学級に在籍しているなかで対象となる子どもが、最高週8単位時間まで通うことができますが、希望者が増えているため、利用時間は地域や学校によってさまざまです。

　担当の教職員と対象の子どもが1対1で学習などして過ごす個別指導と、数人の児童でグループ活動をする小グループ指導があります。言語障害や難聴などの子どもを対象とした教室では、構音指導や聞き取りのトレーニング、集団活動が苦手な子どもたちには、社会性や自己コントロール力を身につけるSSTなど、個々の障害の克服・改善と環境への適応が目標となります。

　基本的に楽しく過ごせるようにというのが、ベースにありますので、長時間の制約を強いられることが苦手な子どもたちが、ほっと一息つける憩いの場です。子どもと信頼関係を築くだけではなく、保護者との信頼関係を築き、孤立しがちな保護者の相談相手となってささえ、家庭での親子関係の改善や環境をととのえる援助をします。

　子どもの学級担任と連携をとり、在籍学級を訪問したり、校内委員会に参加し、個々に応じた具体的な対応方法を助言するなどして、学級や学校の環境をととのえる援助をします。

　一方、通級指導教室に行っている間は、子どもは通常学級の授業を抜けることになるので、授業内容がわからなくなり、学力差がひらくことを心配する声もあります。授業中に、その子だけが抜けていくことで、クラスの友達から特別視されたり、本人も違和感を感じて通級を嫌がったりすることもあります。

　通級指導教室もすべての学校に配置されてはいません。同じ学校内に通級指導教室がある場合は担任が声をかけてその時間だけ抜けていけばよいのですが、別の学校まで行かなければならない場合は大変です。そのつど保護者が送り迎えをしなければなりません。

特別支援教室

　現在、東京都は、平成30年度には全公立小学校に、平成33年度までには全公立中学校内に、従来の通級指導教室に代わる「特別支援教室」を設置しつつあります。この制度に平成28年度から切り替わりはじめていて、主に発達障害、情緒障害の児童が対象となっています。

　今まで、他校の通級指導教室に通っていた子どもたちが、自校の教室に、その時間だけ参加することで、授業を抜ける時間も短くなり、送迎の負担もなくなりました。一方、従来の通級指導教室の先生たちは、巡回指導教員として拠点校から各学校へ訪問し、個別指導やグループ指導をおこないます。また、指導内容の充実と人材育成を念頭に、臨床発達心理士等の専門職を巡回相談心理士として、学校に派遣するなどの手立てをとっています。

　しかし、このような体制は、ようやく東京都で着手されはじめたところで、他の自治体では、従来の通級指導教室の体制にとどまっています。また、特別支援教室と特別支援学級との名称がまぎらわしいのも懸念される点です。

＊

　発達障害は大きな社会問題となっていますが、対応できる専門家はまだ充分とはいえません。学校間で大きな差があるうえ、教育現場の負担も大きいものです。支援が必要な子どもも想像以上に多く、担任の先生は、日々の授業に加えて、よりいっそうていねいな対応を迫られています。

　支援の方向性を打ち出すためには、子どもの特性を把握する共通の目安が必要です。私が、先生も保護者も使用できる「行動と学習に関する基礎調査票」を作成した理由は、そこにあります。

社会問題の陰にあるもの

発達障害を考えてほしい

　近年、少子化の時代にもかかわらず、虐待や校内暴力などの社会問題は増加を続け、各分野で解決に取り組んでいる人たちは、大変な苦労を強いられています。こうした社会問題の陰に、私は、ある共通のものの存在を感じるようになりました。それは発達障害です。

　すべての問題について言えるわけではありませんが、発達障害の存在はけっして小さくないと感じるのです。少なくとも現場の人間は、その存在の可能性を意識して取り組まなければ、根源的に解決できないこともあると思われます。

　発達障害が社会問題の原因だということではありません。うまく社会に適応できない、その陰に発達障害があるのではないかと、少しでも早く周囲の人々に気づいてほしいのです。

児童虐待

　児童虐待は年々増加しています。報告開始時の平成2年度以来、この26年間で約100倍になります。児童虐待防止法が制定され、虐待に対する社会の意識が変わった結果、通報が増えたこともあります。ただ、増え方や虐待の内容をみると、親子の関係が大きく変わってきた印象があります。

　児童相談所などの現場では、気分が変動しやすい・不安が強い・落ち着きがない・攻撃性が強いなどが、虐待を受けた子どもの特徴といわれます。これらは、発達障害の特性でもあります。

　この特徴が強いと子育てが難しく、「かわいいと思えない！」と育児意欲を減退させてしまう母親もいます。ほかの母子が楽しそうにしているのに比べ、じょうずに育児ができないのは自分のせいだと自身を責めて、うつ病などの精神疾患になったり、周囲からの批判を気にして厳しい子育て（体罰・過干渉）をしてしまい、虐待の引き金

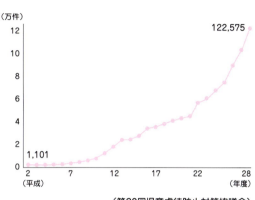

児童相談所における児童虐待相談対応件数

（第20回児童虐待防止対策協議会）

になることもあります。

　虐待の要因を、以下の4つにまとめました。
①親自身（衝動的・攻撃的な性格、依存的性格、社会的未成熟さ、精神疾患、アルコールや薬物依存、親自身の被虐待体験、低い自己評価など）。
②家庭環境（夫婦の不和、家族の不和、経済的困難、ひとり親家庭、家族に病気や障害があるなど）。
③子ども（望まれない出産、低出生体重児、育てにくい子ども〈リスクチルドレン〉）。
④社会的孤立（核家族化、希薄な人間関係、子育て環境の未整備）。

　いくつかの要因が重なることで、虐待のリスクが高まるといわれています。③に「育てにくい子ども」をあげています。発達障害の特性をもつ子どもたちも、リスクチルドレンとして、周囲が子育て支援を積極的におこなうことが必要です。また、親自身に発達障害的特性がみられ、子育てがじょうずにできない場合もあります。

不登校

　不登校の小・中学生は平成28年度に再び13万人を超えました。不登校の理由として、いじめや先生との関係が取りざたされますが、そこにいたる前に発達障害の影響がある子どももいそうです。

　そもそも発達障害の子どもは、同年齢の集団がとても苦手です。ほかの児童が大勢いる教室に入

れない、冗談や皮肉などの言葉の裏の意味がわからない、友達との距離がわからずしつこくしてしまうなどの特性があります。集団参加がじょうずにできないので、いじめや孤立などが生じやすく、それが不登校につながります。

不登校への対応策として、一時期いわれた「本人がその気になるまでそっとしておく」ことは、登校へのハードルをどんどん高くしてしまいます。逆に、極端に登校を無理強いすることも避けなければなりません。同年齢の集団に入っていくのが苦手な子どもが大勢いることを念頭に置いて、登校しやすい状況を積み上げていき、学校の生活に少しずつ馴れさせていくことが大切です。

不登校でいちばん心配なのは、規則正しい生活ができなくなることです。特性として朝起きることが苦手なので、起床が遅くなる一方、夜はなかなか寝なくなります。家庭では教育課程に沿った学習は難しいので、しだいに学力の差がひらいてきて、さらに再登校を難しくします。テレビやゲームにはまりやすいので、やる時間が長くなり、ついには昼夜逆転の状態になったりします。母親が仕事をしていて日中誰もいないと、好きなように過ごし、ますます登校できなくなります。

不登校は早めに対応することが大切で、時間が経つほど難しくなります。義務教育の間は「不登校」ですが、時間が経てば自動的に中学校は卒業です。高校は不登校なら中退です。そうなれば、行き場がなくなり、ひきこもり、ニートにつながっていく懸念があります。

小学生の校内暴力

小学生の校内暴力は、平成28年度は21,605件(文部科学省)もあり、平成18年度の3,494件に比べ、6.2倍です。特定の児童がくり返し暴力をふるうケースが増えています。そうした子どもは、常にイライラしていて、ものごとに集中できず、がまんができません。これも発達障害の特性と重なります。暴力を起こす子どもすべてが発達障害というわけではありませんが、気づかれていない子どもも相当数いるのではないでしょうか。

教師が指導するなかでパニックを起こしたり、周囲の子どもに危険が及ばないように止めた教師にけがを負わせたり、本人の被害妄想から友達を殴った例もあります。こうした例は単に「暴力」といっていいのか、考える必要があります。

子どもの家庭内暴力

あまり表面化していませんが、家庭内暴力は潜在的に増加していると思われます。暴力は思春期の青少年に起きがちな問題のように思われるでしょうが、たいへん意外なことに、幼児や小学校低学年の児童が、家庭内で母親や弟妹に対して乱暴な言動をみせるケースも少なくありません。

幼児期の多動・衝動性が原因で厳しいしつけを受け、押さえ込まれていたものが、長じて親や社会に対する不満や反発となり、家庭内暴力や非行に変わっていくケースも多くみられます。小学校高学年あたりから、暴力的言動が目立ってきますが、これらの子どもたちには共通して、こだわりやがんこさ、イライラ感がみられます。

思うようにならないときや、やりたくないことを強要されると強く症状が現れます。特に入園時や就学時には、分離不安やこだわりの強さのゆえに、登園や登校を拒み、母親への暴力やパニックとなります。時間をかけてようやくなじんでも、進級時や小・中学校入学時に問題が再燃します。

小学校の高学年になると、言い聞かせることが難しくなり、クラス替えや中学校入学などをきっかけに不登校が始まります。長期化すると昼夜逆転やひきこもりとなり、登校を促す家族に対して暴力的言動が始まることもあります。

あまりにイライラ感が強いようなら、医療機関を受診し、投薬治療とともに認知行動療法などによる心理療法も必要となります。中・高校生になってからでは、受診は難しくなりますので、小学校低学年のうちに信頼できる医療機関をみつけ、定期的に受診をすることが大切です。

*

発達障害は「子どもと家庭」の問題ではなく、社会が気づき、スムーズな集団適応をいかに支援するかというところに、解決の糸口があると思います。障害に合わせて受け入れ態勢と教育の方法を考え、特性を個性の範囲に変えていく意識が必要です。

基礎調査票・評価シートと実例集

　発達障害に見受けられる特徴は、障害のある子だけではなく、多くの子どもたちにもあてはまることです。そのため、支援が必要だと思われる子の言動が、はたして性格によるものか発達障害によるものか、判断に迷ってしまうことが少なくありません。

　現在、発達障害を診断するテストのようなものは数多くありますが、専門的だったり、使いにくかったりしていませんか。子どもたちへの対応法についても、おおまかな目安は文部科学省から出されてはいますが、子どもの状況を把握する方法と対応法は、最終的にはそれぞれの学校にゆだねられており、客観的にわかりやすく把握し実行できる状態ではありません。

　ここで紹介する基礎調査票と評価シートは、特別な専門知識がなくても、その子の日常をよく知っている人なら、誰でも記入できます。的確に子どもの状況を把握し、支援計画を容易につくることができます。また、結果をグラフ化することにより、ひと目で子どもの状況がつかめるので、校内委員会などでも、子どもの苦手な領域を把握し、対策を検討できるようになります。さらに、医療機関を受診する際の貴重な資料にもなります。

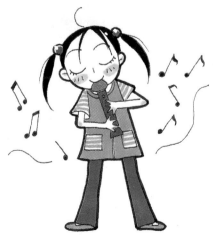

基礎調査票と評価シートの使い方

調査のねらい

この調査票は、小学生〜中学生を対象にしています。子どもそれぞれの行動や学習の状況を把握し、学校生活をサポートするためのものです。

調査の結果により、特別支援教育の必要な子どもを把握することができます。また、校内委員会において専門家の評価などをもとに、それぞれの子どもの個別の指導計画を作成することもできます。家庭や学校でぜひ活用してください。

実施する人

子どものようすをよく知っている大人が記入してください。保護者、学級の担任、保健の先生、スクールカウンセラーなどが該当します。また、学級の担任が中心となって、複数の人に記入してもらえば、多面的に検討することもできます。

実施するとき

1回だけでなく、経過に伴って適宜実施してかまいません。子どもは成長しつづけます。問題点や対応の効果をみるために、間をおいて何度か実施し、比較することもできます。

結果が気になるとき

結果が気になるときや改善されないときには、各学校に設けられている校内委員会に報告します。校内委員会は専門家チームや巡回相談員の助言などを参考に、担任とともに個別指導計画を作成し、対策を考えます。

一方、発達障害以外の原因が隠れていることもあります。たとえば、以下のような検査をおこなったほうがよい場合もあります。

①視聴覚の検査──視覚に問題があってノートが書けなかったり、聴覚の問題で先生の話を聞きとれていないこともあります。

②理学的検査──脳波、CT（コンピュータ断層撮影）、MRI（磁気共鳴画像）などの検査で、脳に損傷や疾患がないかを確認します。脳の疾患で多動が出ることもあるからです。

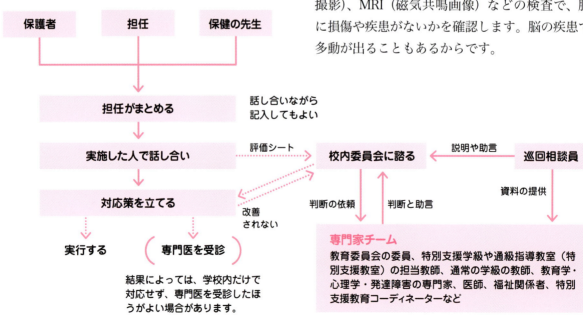

複数で調査する例

調査と記入の順序

❶ 基礎調査票を記入する

設問は全部で16項目あります。1ページに2項目ずつ掲載してありますので、全部で8ページが基礎調査票です。

設問にあてはまる答えを1〜5より選び、○をつけてください。答えにくいものは、とばしてかまいません。

❷ 合計点数を計算する

○をつけた数字の点数を合計します。

❸ 平均点数を計算する

記入した設問数で合計点数を割り、平均点を出します（小数第2位を四捨五入）。

❹ 評価シートに記入する

実施日、子どもの年齢などを記入します。

③の平均点を29ページの表に転記します。

表の数字を記入して線で結び、完成させます。

そのほかに気づいたことを文章で記入します。

❺ 比較検討する

評価シートと基礎調査票の各項目を見比べると全体が読み取れ、今後の対応策が立てやすくなります。

❻ 実例を参考に対応策を立てる

30ページ以降に実例を10あげてあります。ぴったり同じものはないでしょうが、参考になればと思い、紹介してあります。

基準のスケールは奇数ページの右上にあげてあります。

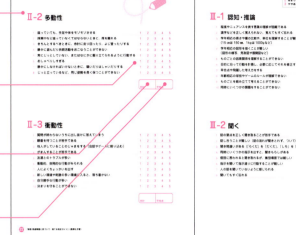

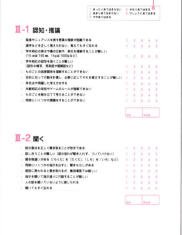

「基礎調査票」は DSM-Ⅳ に基づいて作成したものです。DSM-5 では、特に自閉スペクトラム症の診断特性を2つに統合していますが、本書では3つのままにしています。そのほうが、年齢による変化などを、より細かく把握でき、支援に役立てることができるという判断からです。

結果をみるうえでの注意

個々の能力や発達に合わせ、しつけや学習を、ていねいにおこなうためのシートです。これで子どものすべてがわかるわけではなく、あくまでひとつの目安にすぎませんが、比較検討し、子どものためにできることはどんどん実践しましょう。

ただし、結果によっては、専門家と相談し、くわしい検査を受ける必要があります。教師や親ががんばることも大切ですが、障害のある場合には、専門的な対応もしなくてはなりません。心ならずも手を抜いたり、不適切な対応にならないよう、うまくいかなかったら、早めに専門家に相談することを、心にとどめておいてください。

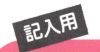

行動と学習に関する基礎調査票

調査年月日 ＿＿＿＿＿　氏名 ＿＿＿＿＿

性別 ＿＿＿＿　学年 ＿＿＿＿　年齢 ＿＿＿＿　記入者 ＿＿＿＿

Ⅰ-1 対人関係・社会性

1	人と話をするときなどに視線が合わない	1	2	3	4	5
2	表情や身振りなどで、意思を伝え合うことができない	1	2	3	4	5
3	友達とうまくかかわれない	1	2	3	4	5
4	興味や楽しみを他人と共有しようとしない	1	2	3	4	5
5	人の気持ちがわからないと感じられる	1	2	3	4	5
6	話しかけても相手に注意を向けない	1	2	3	4	5
7	ほかの子どもや周囲に関心を示さない	1	2	3	4	5
8	友達と協力したり助け合うことができない	1	2	3	4	5
9	常識が乏しい	1	2	3	4	5
10	友達といるよりひとりでいることが多い	1	2	3	4	5
11	自己主張が強く協調性がない	1	2	3	4	5
12	表情が乏しい	1	2	3	4	5

合計 ＿＿＿＿　平均点 ＿＿＿＿

Ⅰ-2 コミュニケーション能力

1	話し言葉の遅れがあり、身振りなどにより補おうとしない	1	2	3	4	5
2	他人と会話をする能力に明らかな困難性がある	1	2	3	4	5
3	同じ言葉をくり返したり、独特の言葉を使う	1	2	3	4	5
4	球技やゲームなど、友達と一緒にする遊びがうまくできない	1	2	3	4	5
5	自分の気持ちを言葉でじょうずに表現できない	1	2	3	4	5
6	会話がかみ合わない	1	2	3	4	5
7	場の雰囲気や状況の判断ができず、ふさわしくない言動をする	1	2	3	4	5
8	冗談やいやみがわからず、言葉通りに受け止める	1	2	3	4	5
9	会話の仕方が形式的で、不自然な感じがする	1	2	3	4	5
10	相手が困惑するようなことも、配慮しないで言ってしまう	1	2	3	4	5

合計 ＿＿＿＿　平均点 ＿＿＿＿

『新版 発達障害に気づいて・育てる完全ガイド』（黒澤礼子著）

	1 まったくあてはまらない	4 かなりあてはまる
	2 あまりあてはまらない	5 ひじょうにあてはまる
	3 ややあてはまる	

I-3 興味とこだわり

1	ひとつ、またはいくつかの興味に異常なほど熱中する	1	2	3	4	5
2	自分なりの習慣や手順にこだわりがある	1	2	3	4	5
3	手をねじまげるなどの、意味のなさそうな運動をしばしばくり返す	1	2	3	4	5
4	いつも特定のもの(鉛筆や服の袖など)を触ったり、かんだりする	1	2	3	4	5
5	同じ質問を何度もくり返す	1	2	3	4	5
6	車や虫、魚など限られた分野の知識が豊富である	1	2	3	4	5
7	音や光、臭いなどに過敏である	1	2	3	4	5
8	急な予定変更にうまく対応できない	1	2	3	4	5
9	本人の予想に反した結果や状況になると混乱する	1	2	3	4	5
10	食べ物や衣服などに極端なこだわりがある	1	2	3	4	5

合計	平均点

II-1 不注意

1	細かく注意を払えなかったり、不注意によるミスが多い	1	2	3	4	5
2	興味のあるもの以外は、同じ課題や遊びを長く続けることができない	1	2	3	4	5
3	自分に言われたことを聞いていないようにみえる	1	2	3	4	5
4	指示に従えず、やるべき仕事をきちんとやり遂げられない	1	2	3	4	5
5	課題や活動を順序立てておこなうことが苦手である	1	2	3	4	5
6	勉強など気持ちを集中させて努力を必要とすることをいやがる	1	2	3	4	5
7	勉強道具など学習や活動に必要なものをなくしたり忘れたりする	1	2	3	4	5
8	外部からの刺激にすぐ注意がそれてしまう	1	2	3	4	5
9	日常の活動で、やるべきことを忘れることが多い	1	2	3	4	5
10	やることが雑である	1	2	3	4	5
11	遅刻が多いなど、時間通りに行動できない	1	2	3	4	5
12	整理整頓が苦手で、きちんと片づけができない	1	2	3	4	5

合計	平均点

Ⅱ-2 多動性

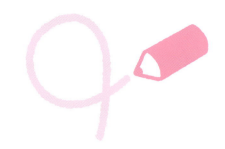

1	座っていても、手足や体をモゾモゾさせる	1	2	3	4	5
2	授業中など座っていなくてはならないときに、席を離れる	1	2	3	4	5
3	きちんとするべきときに、余計に走り回ったり、よじ登ったりする	1	2	3	4	5
4	静かに遊んだり余暇活動をおこなうことができない	1	2	3	4	5
5	常にじっとしていない、またはなにかに駆り立てられるように行動する	1	2	3	4	5
6	おしゃべりしすぎる	1	2	3	4	5
7	静かにしなければいけないときに、騒いだりはしゃいだりする	1	2	3	4	5
8	じっと立っているなど、同じ姿勢を長く保つことができない	1	2	3	4	5

合計	平均点

Ⅱ-3 衝動性

1	質問が終わらないうちに出し抜けに答えてしまう	1	2	3	4	5
2	順番を待つことが苦手である	1	2	3	4	5
3	他人がしていることのじゃまをする（会話やゲームに割り込む）	1	2	3	4	5
4	がまんすることが苦手である	1	2	3	4	5
5	友達とのトラブルが多い	1	2	3	4	5
6	衝動的、突発的な行動がみられる	1	2	3	4	5
7	人によくちょっかいを出す	1	2	3	4	5
8	新しい環境や刺激の多い環境に入ると、落ち着かない	1	2	3	4	5
9	自分勝手な行動が多い	1	2	3	4	5
10	決まりを守ることができない	1	2	3	4	5

合計	平均点

1 まったくあてはまらない	4 かなりあてはまる
2 あまりあてはまらない	5 ひじょうにあてはまる
3 ややあてはまる	

Ⅲ-1 認知・推論

1. 程度やニュアンスを表す言葉の理解が困難である　　　　1　2　3　4　5
2. 漢字などを正しく覚えられない、覚えてもすぐ忘れる　　1　2　3　4　5
3. 学年相応の長さや量の比較や、単位を理解することが難しい
   （15㎝は150㎜、1kgは1000gなど）　　　　　　　　　　1　2　3　4　5
4. 学年相応の図形を描くことが難しい
   （図形の模写、見取図や展開図など）　　　　　　　　　1　2　3　4　5
5. ものごとの因果関係を理解することができない　　　　　1　2　3　4　5
6. 目的に沿って行動を計画し、必要に応じてそれを修正することが難しい　1　2　3　4　5
7. 早合点や飛躍した考え方をする　　　　　　　　　　　　1　2　3　4　5
8. 年齢相応の球技やゲームのルールが理解できない　　　　1　2　3　4　5
9. ものごとを組み立てて考えることができない　　　　　　1　2　3　4　5
10. 同時にいくつかの課題をすることができない　　　　　　1　2　3　4　5

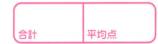

合計	平均点

Ⅲ-2 聞く

1. 話の要点を正しく聞き取ることが苦手である　　　　　　1　2　3　4　5
2. 話し合うことが難しい（話の流れが聞きとれず、ついていけない）　1　2　3　4　5
3. 聞き間違いがある（「らくだ」を「だくだ」、「しち」を「いち」など）　1　2　3　4　5
4. 同時にいくつかの指示を出すと、聞きもらしがある　　　1　2　3　4　5
5. 個別に言われると聞き取れるが、集団場面では難しい　　1　2　3　4　5
6. 指示を聞いて指示通りに行動することが難しい　　　　　1　2　3　4　5
7. 人の話を聞いていないように感じられる　　　　　　　　1　2　3　4　5
8. 聞いてもすぐ忘れる　　　　　　　　　　　　　　　　　1　2　3　4　5

合計	平均点

Ⅲ-3 話す

1. 話すときに音の誤りなどがある
   （「さかな」を「たかな」、「おとこのこ」を「おとののこ」など）　　1　2　3　4　5
2. 声のトーンや抑揚が不自然である　　1　2　3　4　5
3. 適切な速さで話すことが難しい
   （たどたどしく話す、とても早口である）　　1　2　3　4　5
4. 言葉につまったり、話ができなくなったりすることがある　　1　2　3　4　5
5. 単語を羅列したり、短い文で内容的に乏しい話をする　　1　2　3　4　5
6. 思いつくままに話すなど、筋道の通った話をすることが難しい　　1　2　3　4　5
7. なにを言っているのか、わからないことがある　　1　2　3　4　5
8. 一方的に自分の話したいことだけを話す　　1　2　3　4　5

合計	平均点

Ⅲ-4 読む

1. 本などをひじょうにたどたどしく読む　　1　2　3　4　5
2. 促音や拗音などを含む特殊音節を読み違える
   （「きっと」を「きと」、「ちょうちょ」を「ちようちょ」など）　　1　2　3　4　5
3. 初めて出てきた言葉や、ふだんあまり使わない言葉を読み間違える　　1　2　3　4　5
4. 文中の語句や行を抜かしたり、またはくり返し読んだりする　　1　2　3　4　5
5. 読み方がとても遅い　　1　2　3　4　5
6. 勝手読みがある（言葉を抜かす、語尾を変えるなど）　　1　2　3　4　5
7. 文章の要点を正しく読み取ることが難しい　　1　2　3　4　5
8. 抑揚のない単調な読み方をする　　1　2　3　4　5

合計	平均点

1 まったくあてはまらない	4 かなりあてはまる
2 あまりあてはまらない	5 ひじょうにあてはまる
3 ややあてはまる	

Ⅲ-5 書く

1. 誤字・脱字が多い　　　　　　　　　　　　　　　　　1　2　3　4　5
2. 文章を書くとき、助詞を抜かしたり、促音、拗音の間違いが多い　1　2　3　4　5
3. 漢字を正しく書けない　　　　　　　　　　　　　　　1　2　3　4　5
4. 長い文章は書けない。作文、日記が苦手である　　　　　1　2　3　4　5
5. 字の大きさが不適切に大きい。あるいは小さい　　　　　1　2　3　4　5
6. 筆圧が強い、あるいは弱くて字が読みにくい　　　　　　1　2　3　4　5
7. 乱雑な読みにくい字を書く　　　　　　　　　　　　　　1　2　3　4　5
8. 独特の筆順で書く　　　　　　　　　　　　　　　　　　1　2　3　4　5

合計	平均点

Ⅲ-6 数・計算

1. 学年相応の数の意味や表し方についての理解が難しい
   （三百五を3005と書く。小数、分数の意味や大小がわからないなど）　1　2　3　4　5
2. 物をまとめて数えることが苦手である（5こずつ10こずつなど）　1　2　3　4　5
3. かんたんな計算が暗算でできない　　　　　　　　　　　1　2　3　4　5
4. 計算をするのにとても時間がかかる　　　　　　　　　　1　2　3　4　5
5. 学年相応の計算が苦手である（繰り上がり、繰り下がりなど）　1　2　3　4　5
6. 学年相応の計算式の意味が理解できない（かけ算、わり算、分数式など）　1　2　3　4　5
7. 学年相応の文章題を解くのが難しい　　　　　　　　　　1　2　3　4　5
8. 2つ以上の式を必要とするような複雑な問題を解くことが難しい　1　2　3　4　5

合計	平均点

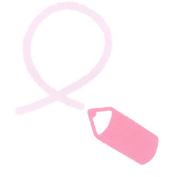

Ⅲ-7 教科全般

1	歌を歌うことが苦手である	1	2	3	4	5
2	楽器の演奏がうまくできない	1	2	3	4	5
3	絵画が幼く、色使いも少ない	1	2	3	4	5
4	工作が苦手である	1	2	3	4	5
5	国語の基礎的能力にいちじるしい遅れがある	1	2	3	4	5
6	算数の基礎的能力にいちじるしい遅れがある	1	2	3	4	5
7	得意な教科と苦手な教科でひどくばらつきがある	1	2	3	4	5
8	全体的にいちじるしく学習が困難である	1	2	3	4	5

合計	平均点

Ⅲ-8 運動

1	爪先立ちや片足立ちがうまくできない	1	2	3	4	5
2	走ったり跳んだりするとき、手足の動きが不自然である（動きがギクシャクあるいはグニャグニャする）	1	2	3	4	5
3	全身を使った運動が苦手である（ボール運動、縄跳び、鉄棒など）	1	2	3	4	5
4	動作がひじょうに緩慢である	1	2	3	4	5
5	バランスが悪く、ころびやすい	1	2	3	4	5
6	リズムをとることが苦手である	1	2	3	4	5
7	体育が苦手である	1	2	3	4	5
8	手先の不器用さが目立つ（ボタンのかけ外し、ひも結びなど）	1	2	3	4	5

合計	平均点

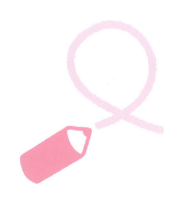

1 まったくあてはまらない	4 かなりあてはまる
2 あまりあてはまらない	5 ひじょうにあてはまる
3 ややあてはまる	

Ⅳ-1 行動・情動（1）

1. 思うようにならないと泣きわめいたり暴れたりする　　1　2　3　4　5
2. 反抗的で、先生や親に口答えをする　　1　2　3　4　5
3. 感情にむらがあり、ちょっとしたことで急に怒ったりする　　1　2　3　4　5
4. 嫌いなことや苦手なことをやらせようとすると激しく反発する　　1　2　3　4　5
5. 気に入らないと、暴言を吐いたり脅したりする　　1　2　3　4　5
6. 気に入らないと、物を投げたりこわしたり、乱暴なふるまいをする　　1　2　3　4　5
7. 家族や友達に暴力をふるうことがある　　1　2　3　4　5
8. わがままで自己中心的である　　1　2　3　4　5

合計	平均点

Ⅳ-2 行動・情動（2）

1. 年齢のわりに幼い行動をする　　1　2　3　4　5
2. チックのような症状がみられる
　（顔をしかめる、首を振る、声を出すなど）　　1　2　3　4　5
3. 自分の体を傷つけるなどの自傷行為がみられる
　（たたく、かむ、髪を抜くなど）　　1　2　3　4　5
4. 全体に無気力で動作が鈍く、ぼーっとしている　　1　2　3　4　5
5. ひきこもって人とのかかわりをもとうとしない　　1　2　3　4　5
6. 学校に行くのをひどく嫌がる　　1　2　3　4　5
7. ひとり言を言う　　1　2　3　4　5
8. 場面に関係なく奇声を発したり、のどを鳴らしたりする　　1　2　3　4　5
9. くり返し手を洗うなど、同じ行為を何度もおこなう
　（鍵・時間の確認をするなど）　　1　2　3　4　5
10. 突飛な言動をする　　1　2　3　4　5

合計	平均点

評価シートの解説と見方

調査項目を大きく4つに分類

発達障害の傾向をみるために、その障害の特徴に合わせ、設問も4つの分野に分けています。

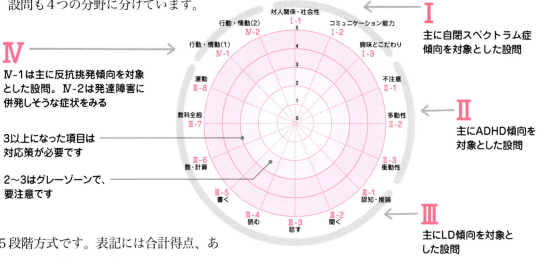

評価シートの気になる項目と基礎調査票の数値の高い設問を比較すると、より正確に状況が把握できます。

Ⅰ 主に自閉スペクトラム症傾向を対象とした設問

Ⅱ 主にADHD傾向を対象とした設問

Ⅲ 主にLD傾向を対象とした設問

Ⅳ Ⅳ-1は主に反抗挑発傾向を対象とした設問。Ⅳ-2は発達障害に併発しそうな症状をみる

3以上になった項目は対応策が必要です

2～3はグレーゾーンで、要注意です

回答は5段階方式です。表記には合計得点、あるいは100点表記に換算する方法などがありますが、記入を容易にするために、平均点表記としました。また、専門機関への紹介が必要か否かの見極めには、今後多数の例を用いて基準値を決めていくことが必要と考えています。参考までに、現在までに調査した約200名の通常学級の子どもの各項目の平均点は、すべて1.2～1.7点の間に位置しています。

行動や性格特性をみる

実例からわかりますが、子どもはさまざまな特徴を複合的にもっているのが普通です。すでに医療機関で診断されている子でも、調査票の結果をシートに移してみると、その特徴が障害名から考えられる項目だけではないことがわかります。

誰もがもっている行動や性格特性が、どのくらいの強さで現れているのかを把握して、その子への支援を考えていくうえでの、判断の目安としてください。

ふだんから子どもをよくみよう

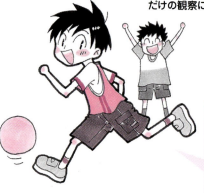

ふだんから子どものようすをみていないと、シートを記入するためだけの観察になってしまう

5W1Hの視点をもつ
- いつ When
- どこで Where
- だれと Who
- なにを What
- なぜ Why
- どんなふうに How

上記6つの視点をはずさず、ふだんから子どもの言動をみて、記入します。記入は1回すれば終わりというものではありません。子どもの成長に合わせ、折にふれて記入してみましょう。変化や発達の過程がわかります。

評価シート

	項目	平均点
I-1	対人関係・社会性	
I-2	コミュニケーション能力	
I-3	興味とこだわり	
II-1	不注意	
II-2	多動性	
II-3	衝動性	
III-1	認知・推論	
III-2	聞く	
III-3	話す	
III-4	読む	
III-5	書く	
III-6	数・計算	
III-7	教科全般	
III-8	運動	
IV-1	行動・情動（1）	
IV-2	行動・情動（2）	

調査年月日　　　年　　月　　日

氏名

性別　　　　　　学年

年齢　　　　　　記入者

気づいたこと

長所

『新版 発達障害に気づいて・育てる完全ガイド』（黒澤礼子著）

10の実例にみる状況と経過

これらの実例は、個人情報保護のため、いくつかのケースを組み合わせたものです。

実例 ①
医療と家庭での取り組みが両立しADHDを改善できた

氏名	Aくん		
性別	男	学年	2
年齢	8	記入者	担任

項目		平均点
Ⅰ-1	対人関係・社会性	3.5
Ⅰ-2	コミュニケーション能力	1.9
Ⅰ-3	興味とこだわり	2.0
Ⅱ-1	不注意	4.4
Ⅱ-2	多動性	3.6
Ⅱ-3	衝動性	4.6
Ⅲ-1	認知・推論	2.1
Ⅲ-2	聞く	2.7
Ⅲ-3	話す	1.0
Ⅲ-4	読む	1.6
Ⅲ-5	書く	2.7
Ⅲ-6	数・計算	1.9
Ⅲ-7	教科全般	2.8
Ⅲ-8	運動	1.2
Ⅳ-1	行動・情動（1）	2.8
Ⅳ-2	行動・情動（2）	4.2

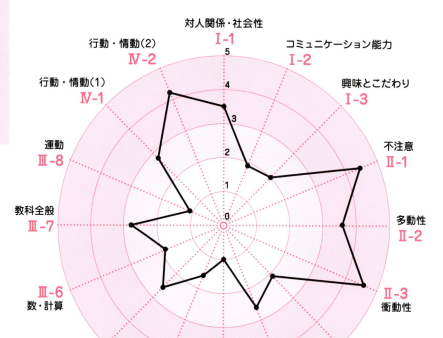

相談の内容● 2年生のAくんは、すでに医療機関を受診していて、ADHDと診断されています。けれども、Aくんの両親は発達障害についての理解がなく、子どもの状況は担任の先生の指導力不足のせいだと思い込み、医師の助言をなかなか受け入れようとしていません。

両親が相談センターに来たのは、学校の成績がふるわないことと、家庭で聞きわけのないAくんの言動に悩まされていたためでした。

まずAくんに直接会い、1学年下の1年生用の国語や算数のワークをおこなうように促しました。しかし、まったく取り組もうとせず、周囲に興味をうばわれているようで、集中しません。特に漢字の書き取りは、1年生の初期の漢字にもかかわらず、正確に書けたものは3割にも満たない状況でした。

両親の依頼もあって、学校の授業を参観してみると、クラスは学級崩壊寸前と感じられました。Aくんを含め、4～5名の子どもたちが勝手に立ち歩き、ほかの子へ話しかけたり、ちょっかいを出していました。漢字の書き取りの授業でしたが、Aくんはまったく取り組もうとしていません。先生は「座って漢字の練習をしようね」と再三指示していますが、Aくんはいっさい無視。しかし担任の先生はAくんの態度にあまり問題意識をもっていないようにみえます。ほかの立ち歩いている

子どもたちに振り回されているからでしょう。クラスのこの状況は、担任の指導力不足と子どもたちの行動の両方に原因があると感じられました。

シート記入● 担任の先生に、評価シートに記入してもらったところ、左のようになりました。Ａくんの特徴は、Ⅱ－１不注意、Ⅱ－２多動性、Ⅱ－３衝動性の得点が高く、また、Ⅳ－２行動・情動（２）の部分も高い得点を示しています。

対応したこと● この結果を両親に示し、学習能力には比較的問題がないにもかかわらず、教科全般の成績がふるわないのは、この４つの項目が学習態度に大きく影響していることを伝えました。このまま放置すれば、学力の差は取り返しがつかないほどにひらいてしまうであろうことを話し、家族の理解と努力が必要だと説明しました。そのためには、まず医師の診断を受け入れなくてはならないと両親に話したところ、ようやく、両親も状況を理解してくれました。

医師と相談のうえ、投薬治療を始めることになりました。薬は医師の処方で、コンサータを朝１回服用しました。

その結果、Ａくんは目にみえて落ち着きを取り戻しました。授業中に席を離れることもなく、ほかの子への干渉も減ってきました。

同時に家庭でもいくつかの対応をしてもらいました。第一に生活リズムの確立です。注意事項としては、食事時間を決める、食事中はテレビを消す、遊びと宿題の時間を決めるといったことです。勉強をする環境は周囲の騒がしさから離れたところで、親の注意が行き届くところを選び、一定の時間、父親にそばについていてもらい、勉強の習慣づけをおこないました。

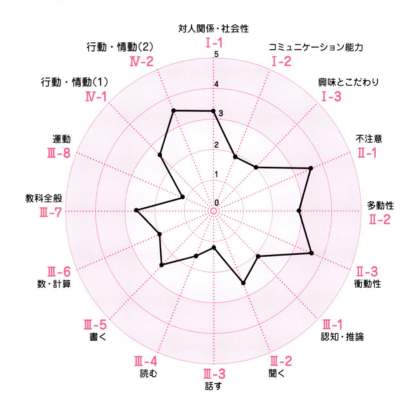

	項目	平均点
Ⅰ-1	対人関係・社会性	3.2
Ⅰ-2	コミュニケーション能力	1.9
Ⅰ-3	興味とこだわり	2.0
Ⅱ-1	不注意	3.6
Ⅱ-2	多動性	2.9
Ⅱ-3	衝動性	3.6
Ⅲ-1	認知・推論	2.1
Ⅲ-2	聞く	2.6
Ⅲ-3	話す	1.2
Ⅲ-4	読む	1.6
Ⅲ-5	書く	2.5
Ⅲ-6	数・計算	2.0
Ⅲ-7	教科全般	2.6
Ⅲ-8	運動	1.1
Ⅳ-1	行動・情動（１）	2.6
Ⅳ-2	行動・情動（２）	3.6

半年後に再度評価したところ、少し改善がみられました。学校での落ち着きを取り戻すため、登校前に近くの公園で縄跳びを20分、公園の周囲を５周するなど、体を充分動かしてから登校することで、より落ち着きを取り戻すことができました。

その後の経過● Ａくんとは１ヵ月に１度、面接をつづけています。最近の状況は、たいへん落ち着いていて、ひとりでもしっかり机に向かって勉強するようになっています。漢字も正確に書けるようになり、特に字がきれいになったことには驚きました。成績も改善されてきました。

これは、両親の意識を変え、医師につなぐことで、改善ができたケースといえるでしょう。

実例 ②

多くの困難があり、クラスで孤立しがち

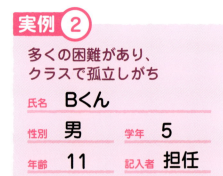

氏名	Bくん		
性別	男	学年	5
年齢	11	記入者	担任

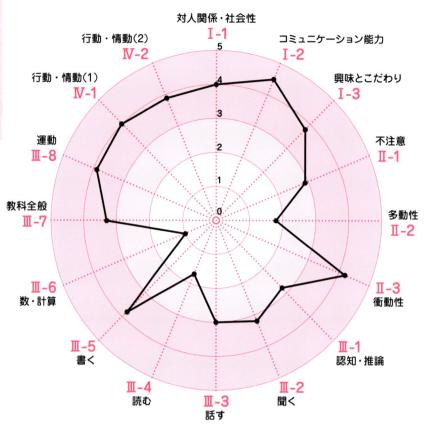

項目		平均点
Ⅰ-1	対人関係・社会性	4.0
Ⅰ-2	コミュニケーション能力	4.5
Ⅰ-3	興味とこだわり	3.8
Ⅱ-1	不注意	2.9
Ⅱ-2	多動性	1.8
Ⅱ-3	衝動性	4.2
Ⅲ-1	認知・推論	2.8
Ⅲ-2	聞く	3.2
Ⅲ-3	話す	3.0
Ⅲ-4	読む	1.7
Ⅲ-5	書く	3.8
Ⅲ-6	数・計算	1.0
Ⅲ-7	教科全般	3.3
Ⅲ-8	運動	3.9
Ⅳ-1	行動・情動（1）	4.0
Ⅳ-2	行動・情動（2）	3.9

相談の内容● Bくんは、医療機関ですでに自閉スペクトラム症と診断されています。とても礼儀正しい男の子ですが、母親は学校生活でトラブルが多いことを心配しています。授業中にひとり言を言ったり、友達の悪口をくり返し言ったりすることがあるようで、周囲からたしなめられたりしているそうです。

Bくんに会ってみると、面談中は終始礼儀正しく、問われたことにはきちんと返事をしてくれるのですが、会話が広がらず形式的で感情がこめられていないような印象を受けました。

母親がとても心配していろいろなところに相談に行っているのですが、彼は母親に良い印象をもっていないようです。母親が席をはずしていたときに「僕なんか死ねばいいと思っているんだ」とつぶやいたのが印象的でした。「どうしてそんなことを言うの」と尋ねると、幼いころに自分を窓から突き落とそうとしたと真剣に言うのです。

後で母親に聞いたところ、まったく思い当たるふしはないとのことでした。しかし、幼児期は多動で落ち着かず、ADHDかもしれないと思っていたとのことでしたので、窓に上って叱られるような経験があったのかもしれません。Bくんが話の途中で突然時計をみて「あの、もうそろそろ終わりにしてもらってもいいでしょうか」と、自ら面談を終了したのも唐突な感じでした。

病院では専門の検査（WISC-Ⅲ）を受けたとのことで、その検査結果をみせてもらいました。全検査のIQは103と標準ですが、言語性IQが動作性IQより有意に高く、群指数では言語理解に比べ処理速度が低いのが目立ちました。

検査の結果からは、目でみて形をとらえることが苦手、目と手を連動させられず、みて判断したように手を動かすことが苦手と報告されています。言葉の能力のなかでも、知識（一般的な知識）はとても高いにもかかわらず、理解（日常的な問題

解決や社会のルール）や数唱（聴覚的短期記憶とその操作）が低いのが目立ちました。

シート記入　担任の先生に調査票を記入してもらい、評価シートを作成したところ、Ⅰ－１対人関係・社会性、Ⅰ－２コミュニケーション能力、Ⅰ－３興味とこだわりの項目が非常に数値が高く、診断どおり自閉スペクトラム症の傾向が感じられました。

病院での検査結果からは言語性IQが高いと出ていましたが、シートのⅠ－２コミュニケーション能力の項目の平均点をみると4.5で、大きな問題があることを示しています。基礎調査票の項目を再度確認してみますと、ほとんどの項目が5であり、会話の能力に大きな問題があることがわかりました。

Ⅲ－３話すの項目でも、ほかの設問は3や1ですが、筋道の通った話をするという設問は5で困難があるようです。話はするが会話としてはおかしいという問題を抱えているようです。また、Ⅳ－１、Ⅳ－２の行動・情動の項目、Ⅲ－８の運動の項目も数値が高く、いろいろな問題を抱えていることがわかります。

対応したこと　担任の先生に連絡をとり、Bくんには冗談や言葉の裏の意味が伝わらないこと、場の雰囲気が理解できないこと、思ったことをそのまま言ってしまう傾向があることなどを伝え、同級生とのやりとりに気を配っていただくようにお願いしました。

先生の話では、確かに、友達とのやりとりのなかで、なんでもないところで突然怒り出したり、いじめられたと思いこむようなところがあり、苦労しているとのことでした。衝動性も高いため、支援に苦労するタイプではないかと思われます。そこで、Bくんの一番強い力であるⅢ－６数・計算の力を発揮できる場面などを考えていただくようにお願いしました。先生と、次のような対応策を立てました。

①算数の時間には意識的に発表の機会を増やし、みんなの前でほめてもらえるようにする。
②読書などを通じて、主人公の気持ちを話し合ったり、言葉にはいろいろな意味が含まれていることを、国語の授業などに意識的に取り入れる。
③PCゲームが得意なので、お楽しみ会などで披露する機会をつくる。

また、友達とトラブルが生じた場合、一つひとつの会話を振り返り、そのときその言葉で自分がどんな気持ちがしたのかをそれぞれに言い合って、先生が黒板に書いてみることなども勧めました。言葉だけではなく目にみえるかたちで、振り返ってみることが、相手の気持ちを理解する手がかりになります。

Bくんのようなタイプは、注意をするときも、感情的に頭ごなしに注意するのではなく、なぜいけないのかを、理論的に説明するほうが効果があります。手間がかかるようですが、このように一つひとつ積み重ねていくことが、Bくんの心の成長の糧となるのです。

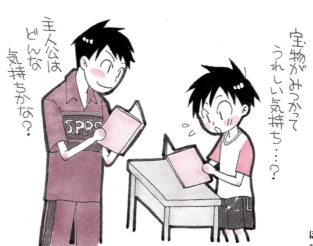

ほかの子の気持ちを想像しにくいので、国語の授業などで、登場人物の感じ方を言葉にして考えるような機会を増やす

実例 ③
多動を体罰で抑えこもうとするのは逆効果だった

氏名 Cくん
性別 男　　**学年** 2
年齢 8　　**記入者** 担任

相談の内容● Cくんのケースは学童クラブの指導員からの相談でした。「とてもトラブルが多く、気に入らないことがあると、すぐかっとなり暴れるんです。物を投げつけたり、ほかの子どもにとびかかっていくので、危なくてしかたがありません。ほかの子どもを守るために押さえようとすると、暴れまわって手がつけられないほど。いつもふたりがかりで押さえ込むのですが、指導員のほうも腕や足にかみつかれたり蹴られたりで、生傷が絶えないんです」とのことでした。

学校でも先生方が苦労していました。落ち着いて授業を受けることができず、おもしろくないとすぐ教室から飛び出してしまいます。最初は担任の先生が追いかけていましたが、授業にならないので、今では副校長先生などが走って連れてきて、校長室で相手をしているとのことです。毎日一度は大騒ぎになるようです。

学童クラブの指導員からの相談を受け、両親に連絡して、相談に来ていただくように勧めましたが、なかなか来てくれませんでした。

そのうち、学童クラブで大きな事件が起きました。Cくんが同じ2年生のKくんにとびかかり、鼻血が出るまで殴る騒ぎになってしまったのです。このままでは、Cくんをクラブで預かれないということになり、ようやく、母親がセンターへ相談に来ることになりました。

最初の面接でCくんに学校のようすなどを尋ねました。「担任の先生は若い先生？」と尋ねると、「それはちょっと微妙だな……」と答えるなど、頭の回転はよく利発な子でした。算数、国語の課題にはそれほど遅れはなく、好きな絵を描いてもらったところ、学校で植えたチューリップの花をたくさん描いてくれました。カラフルな素敵な絵でした。ただ、描いている間中、奇声をあげ体が動いていました。

その後数回の面接のなかで、国語は比較的得意で、算数は単純計算ならでき、図形の問題などは苦手なことがわかりました。得意な課題は進んで取り組みますが、苦手な課題になると、目にみえて態度が変わり「いやだ、めんどくさい。なんでしなければいけないの」と騒ぎ、部屋から飛び出します。あまりのことに、母親が押さえようとすると、血相を変えてつかみかかるのですが、その途中で急に指吸いを始めたのには驚きました。

ときにはひどくエスカレートし、パニック状態になってしまうと自分でも止められないようすで、目の前で母親が泣き出しても、表情ひとつ変えず無視しています。

最後の切り札は父親でした。Cくんは父親をとても怖がっているようでした。母親がたまりかねて、父親に電話をすると、Cくんの顔色がすっと変わり、言葉も態度も別人のように落ち着いたのです。このようすから、かなり厳しい体罰を受けていることが考えられました。「こんなやつは、痛い目にあわないとわからないんだ」というのが、父親の口ぐせのようです。

シート記入● このケースは、Cくんの問題行動が原因で、家庭で虐待に近い体罰が起きているのではないかと思われる例です。Cくんに発達障害があるのか、虐待的な家庭環境が影響しているのかを見極める必要があります。私が仲介し、学校の先生、学童クラブの指導員、両親が話し合える場を設定しました。

Cくんの状況理解のために、担任の先生に調査票を記入してもらったところ、Ⅱ－1不注意、Ⅱ－2多動性、Ⅱ－3衝動性が4以上と極端に高い数値を示しました。さらに、Ⅳ－2行動・情動(2)の数値も4で、ADHDを疑わせるパターンを示しました。

対応したこと● CくんはADHDの可能性があるこ

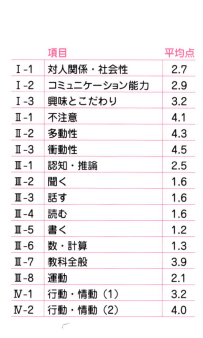

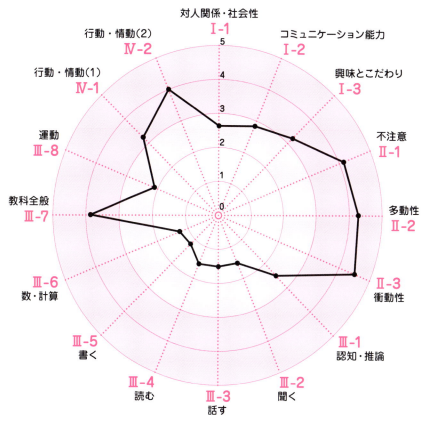

	項目	平均点
Ⅰ-1	対人関係・社会性	2.7
Ⅰ-2	コミュニケーション能力	2.9
Ⅰ-3	興味とこだわり	3.2
Ⅱ-1	不注意	4.1
Ⅱ-2	多動性	4.3
Ⅱ-3	衝動性	4.5
Ⅲ-1	認知・推論	2.5
Ⅲ-2	聞く	1.6
Ⅲ-3	話す	1.6
Ⅲ-4	読む	1.6
Ⅲ-5	書く	1.2
Ⅲ-6	数・計算	1.3
Ⅲ-7	教科全般	3.9
Ⅲ-8	運動	2.1
Ⅳ-1	行動・情動（1）	3.2
Ⅳ-2	行動・情動（2）	4.0

とを母親に伝えました。そしてＣくんの言動を体罰や脅しで抑えこもうとすると、一時的に収まったようにみえるけれども、劣等感や他人への不信感、反抗心などの二次障害が強くなり、そのうち、弱い家族に対して暴力が出はじめることも説明しました。母親の話では、最近祖母に対して暴力が出はじめているとのことでした。父親に、体罰は控え、言葉で諭すようにお願いしました。投薬治療は避けたいという母親の希望でしたので、Ｃくんには次のような目標を決めて、家庭での対応策を立てました。
①朝自分で起きる。
②大きな声を出さない。
③手を上げない。

　この３つの目標を決め、チェック表をつくりました。毎日寝る前にＣくんと母親でチェックをし、守れたときは○をつけることにしました。
　また、担任の先生とも相談し、学校でも次のような対応をしていただくようお願いしました。
①補助の先生を申請する。
②連絡帳を点検し、じょうずに書いていたら判子を押す。
③悪い言葉は使わない、というクラスの目標を立てる。

その後の経過●　家庭と学校と本人の努力で、その後２ヵ月ほど落ち着いた状況がつづき、ほっとしていましたが、４月に入って新学年が始まったときに、Ｃくんのようすがまた不安定になりました。そして、再びクラスの友達の足を何度も蹴りつけるという事件が起きてしまったのです。Ｃくんには、その子が足を出したからという言い分があったのですが、またしても大問題となりました。

　以前よりはずいぶん落ち着いてきていたのですが、気分に波があり、特に休みあけなどは調子が悪くなるようです。

　ついに母親のほうから病院を受診したいとの申し出があり、小児神経科のある病院を紹介しました。診断の結果は、多動・衝動性優勢状態のADHDということで、薬を服用することになりました。

　幸いに薬の効果はよく、目にみえて落ち着き、人の言うことが耳に入るようになりました。

　薬だけに頼らず、落ち着いている間に本人の行動目標を決め、担任や学童クラブの指導員との信頼回復ができるようにと、母親と話し合いました。

　その後は定期的に薬を飲みながら、かっとなってもなんとか自分で気持ちを抑え、暴力はふるわなくなりました。

実例 ④

不登校の傾向だが休ませず励ましつづける

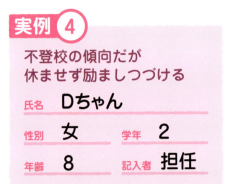

氏名	Dちゃん
性別	女
学年	2
年齢	8
記入者	担任

	項目	平均点
Ⅰ-1	対人関係・社会性	3.2
Ⅰ-2	コミュニケーション能力	2.5
Ⅰ-3	興味とこだわり	3.1
Ⅱ-1	不注意	3.3
Ⅱ-2	多動性	3.1
Ⅱ-3	衝動性	2.5
Ⅲ-1	認知・推論	1.0
Ⅲ-2	聞く	1.5
Ⅲ-3	話す	1.5
Ⅲ-4	読む	1.3
Ⅲ-5	書く	2.2
Ⅲ-6	数・計算	2.4
Ⅲ-7	教科全般	2.3
Ⅲ-8	運動	1.0
Ⅳ-1	行動・情動（1）	2.4
Ⅳ-2	行動・情動（2）	2.0

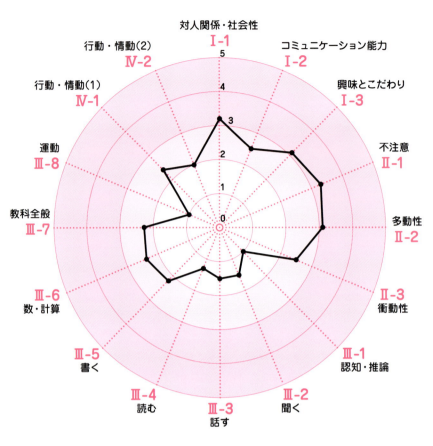

相談の内容● 久しぶりに、母親から相談がありました。相談の内容は、2学期になってから学校に行きたがらないということです。

入学したときにも、学校に通えるかどうか心配した子ですが、母親と先生の協力で、最初は少し苦労したものの、その後無事に通いはじめてほっとしていたところでした。特になにがあったというわけでもなく、毎朝いやがるとのことでした。

以前のようす● じつはDちゃんは幼稚園のときに、長い間登園拒否（不登校ではなく行くことを激しく拒否する）がありました。入園当初は喜んで登園したのですが、2週間目に熱を出して休んだあたりから登園をしぶるようになり、毎朝「のどが痛い」と泣き叫び、休むと決まるとすっかり元気になるということをくり返していました。いじめもなく、先生もやさしく、園の中に入ってしまえば元気に遊んで過ごすので、園の先生は母親に問題があると思っていたようです。

母親も、下に早く弟（1歳3ヵ月違い）が生まれたので、かまってあげられなかったことが影響したのかもしれないと、添い寝をして本を読んであげたり、いろいろ努力をしていました。ところが、前の晩に「明日は行く」と約束しても、翌朝になると幼稚園に行かないと言い出して大騒ぎ、のくり返しでした。

毎朝泣き叫び、暴れながらの登園を続けていましたが、半年くらいしたころ、ふとしたことから、近所の1年上の女の子と一緒に登園したところ、すんなり門がくぐれるようになり、その問題は解決したのです。

しかし、情緒不安定なところがありました。幼いころの特徴をあげてみます。昼寝や夜寝ているときでも突然泣いて起きたりすることが多い。公園での友達とのトラブルが多い。いやといったら聞かない。小さいときから、癇（かん）が強く反抗期もすごかった。じっとしているのが嫌い。動き回り騒

ぎ回る。弟と悪ふざけ。泣きわめく。テレビもひとりではじっとみていない。外が好き。毎日公園に行くが、友達におもちゃを貸せない。砂場でトンネルづくりを邪魔されると大騒ぎをする。友達を家に呼んでもおもちゃを貸してあげられない、という子でした。そのくせ怖がりで、幼稚園の参観日もずっと泣いて、母親が抱っこしていました。

幼稚園の年長になっても、なんでも一番でないと気がすまない。弟ともよくけんかをし、つきおとす、殴るなど加減がない。運動会などの行事が近づくとストレスなのか、イライラすることが増える。自分の言うことが通らないと、ささいなことからあたりちらし、泣き叫ぶ。物を投げ散らすなどの大暴れのくり返し。電話を投げつけてこわしたことがあったとのこと。母親に殴りかかったり、自分の腕に爪を立てるなどの行動もあったようです。

行動に波があり、母親も何度か病院に相談に行こうと決心をするのですが、落ち着いてくるとそこまでしなくてもという気持ちになったようです。それでも、相談を続けるうちに少しずつ激しいパニックはなくなり、小学校入学を迎えました。

当時のいちばん大きな問題は「母子愛着障害」があり、愛情要求と暴力がくり返されることでした。しかし、その陰に、友達とじょうずに遊べない（お菓子を分けられない、親から離れられない）、大勢の場面が嫌い（幼稚園が怖い、お部屋が怖い、参観日に泣きっぱなし、朝の体操が嫌い）、こだわりがある（真夏に冬服を頑として着る）、場の雰囲気をわきまえない、思いやりがない、などの問題行動がありました。

シート記入● 幼児期からこういったエピソードがあったので、現在のようすを客観的にみられるように、担任の先生に調査票を記入してもらいました。先生からは「集中力に欠けるものの、特に問題はない。授業中に、急にはしゃいだり大声を出すことがある」というコメントがありました。

記入の内容をみると、Ⅱ－１不注意、Ⅱ－２多動性とともに、Ⅰ－１対人関係・社会性やⅠ－３興味とこだわりも３を超えていて、ある程度の傾向があると感じられます。

対応したこと● 幼児期には、衝動性がとても目立っていたのですが、その部分はかなり落ち着いてきたようです。幼児期に検査をしていたら、発達障害の診断が出ていたかもしれませんが、今後は性格として落ち着いていくものと思われます。

ただ、人とかかわる力やコミュニケーションの力に意外に苦手な部分があり、こだわりも強いことなどが、不登校の原因になっている可能性が強いので、その旨を先生に伝え、早めに対応していただくようお話ししました。

このようなケースでは安易に休ませてしまうと、かえって登校が難しくなってしまうので、ようすをみながら、登校刺激を与えつづけることが大切です。幼稚園のときのように、誰かがさりげなく一緒に登校することなどが、よいきっかけになると思われます。

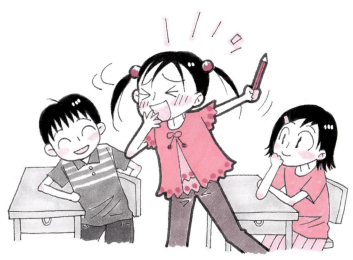

今後は、この子の個性としてよい面を伸ばしていく

実例 5
長所をうまく引き出して衝動性が大きく改善した

氏名	Eくん	
性別	男	学年 2
年齢	8	記入者 担任

	項目	平均点
Ⅰ-1	対人関係・社会性	2.8
Ⅰ-2	コミュニケーション能力	2.1
Ⅰ-3	興味とこだわり	2.9
Ⅱ-1	不注意	3.8
Ⅱ-2	多動性	2.8
Ⅱ-3	衝動性	4.2
Ⅲ-1	認知・推論	1.3
Ⅲ-2	聞く	1.8
Ⅲ-3	話す	1.0
Ⅲ-4	読む	1.0
Ⅲ-5	書く	1.7
Ⅲ-6	数・計算	3.0
Ⅲ-7	教科全般	2.5
Ⅲ-8	運動	1.1
Ⅳ-1	行動・情動（1）	2.6
Ⅳ-2	行動・情動（2）	2.5

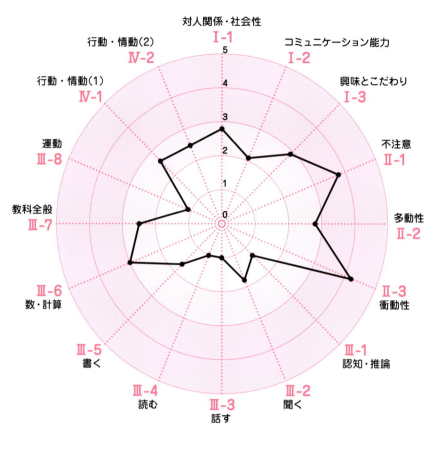

相談の内容● 両親は、Eくんが4歳のときに離婚。以来母親が仕事をして、Eくんを育ててきました。そのため、Eくんは幼児期は保育園、小学生になってからは学童クラブに入って、母の帰りを待っています。相談は、最近Eくんが母親に対してとても反抗的になり、態度が乱暴になったということでした。ひどいときは、母親を蹴ったり、たたいたりもします。

そのころの状況● もともとEくんはかなりだらしがないところがあり、朝も母親が何度も起こさないと起きられず、いつも遅刻ぎりぎりに家を出るそうです。遅刻しても平然と登校します。学校では授業そっちのけで自分の世界に入り、ノートにいたずら書きをして先生に注意されます。ノートを取り上げられると、とびかかったり椅子を蹴るなど、思うようにならないと暴れる傾向があります。給食は好き嫌いが激しく、ほとんど食べません。牛乳だけは飲んでいるようです。そのくせ、お菓子が大好きで、家ではお菓子を異常に食べたがり、やや肥満傾向が見受けられます。

宿題をいっさいやらないので、母親がさせようとすると、ひどく反発し、暴言を吐いたり、殴るまねをして、威嚇します。がまんができず、常に不満を言い、面倒なことはやりたがりません。

相談センターでも、国語と算数のワークをしたところ、散々文句を言い、なかなか取り組もうとしませんでした。ようやく取り組み、書き上げると、ほらと言わんばかりに放り投げてきます。筆圧はひじょうに強く乱雑な字でしたが、思いのほか漢字は正確に書けていました。母親の話では、漢字は得意で、練習などほとんどしないのに、目でみて覚えてしまうようだとのことです。どちらかというと、算数のほうが苦手のようですが、1年生レベルの計算はできるようです。

母親に対する態度は悪く、他人がいても反抗的な言動をあらわにして、母親を挑発します。母親

はEくんがこのようになったのは、4歳のころに父親から、殺されるのではないかと思われるようなひどい体罰を受けたことが原因ではないかと考えています。父親は母親にも激しいDVを加え、それが原因で離婚したそうです。

母ひとり子ひとりの生活のため、日中なかなか目が行き届かず、ふらっといなくなることもあり、母親はどうしても口うるさく注意をしてしまうようです。Eくんはその言葉に反応し、2年生とは思えないような暴れ方をするようで、母親の顔に、紫色のあざができていたこともありました。

母親が「そんなに暴力をふるうならもう一緒に住めない、出て行け」と言うと、はっとしたようにわれにかえり、泣きながら反省するというくり返しでしたが、Eくんがしだいに力が強くなっていることが心配でした。学校では、友達に対しての暴力はないのですが、授業に対するやる気のなさから、注意を受けるとしばしば暴れました。

シート記入● 担任の先生に調査票の記入をしてもらったところ、Ⅱ-1の不注意、Ⅱ-3衝動性の項目がひじょうに高く出てきました。

また、異常に熱中するものがあると書かれていたので、母親に確認すると、電車が大好きとのこと。小さいときにひとりで電車でひじょうに遠くまで出かけて、保護されたこともあるそうです。

Eくんにその話をすると、目を輝かせて電車の話を始め、JRや地下鉄の各路線の話や車種の話をしてくれました。ためしに画用紙に絵を描いてもらうと、山手線のグリーンのラインが入った電車の絵を克明に描き、2年生とは思えないほどのできばえでした。車体に描いてある文字などもじょうずに再現し、私が驚いてほめると、とても嬉しそうな表情をみせました。それ以来、相談に来たときは必ず1枚電車の絵を描いてくれるようになりました。

対応したこと● 母親と話し、Eくんには不注意や衝動性の傾向が強く、整理整頓が苦手であることを伝えました。そこで、片づける棚や場所を決めて、食事の前と寝る前に、母親も一緒に片づける習慣をつけること、あまりうるさく注意しすぎないことなどを話し合いました。

また、ふだん仕事をしている母親と過ごす時間をつくるため、1週間宿題と片づけをがんばれば（表をつくって毎晩確認して丸印をつける）、日曜日は母親と一緒に電車に乗れること、そのためには自分で調べて、東京都内の路線をじょうずに乗り継いで帰ってくる計画を立てることなどを、Eくんに約束してもらいました。Eくんは興奮ぎみに「やるやる！」と叫んでいました。

学校でも対応が必要でした。担任の先生からの情報で、授業に参加させようとするとひどく荒れること、授業中に描いているいたずら書きは、電車の路線図であることなどがわかりました。Eくんは授業に参加していなくても、最低限の学力を身につけていることから、参加していないようにみえても授業は聞いているのではないか、黒板もときどきみているのではないかということもわかり、先生にはしばらくようすをみてもらい、なにも言わずに授業を進めてもらいました。

その後の経過● 初めは電車の絵や駅の名前を書くことに夢中になっていたEくんですが、いつの間にか少しずつ興味のある授業には参加するようになり、嫌いな算数も自分で進んでドリルをやるようになりました。先生も驚いて、「Eくんすごいねえ」とみんなの前でほめることが多くなり、てれているEくんがかわいいとのことです。

母親とEくんの電車の旅は、毎週日曜日です。旅をしながら、親子でいろいろなことを話すようになり、以前のような暴力はすっかり影を潜めたようです。あいかわらず、片づけは苦手なEくんですが、クラスの女の子からバレンタインデーのチョコレートを2つもらったと、自慢げに報告してくれて、相談は終了となりました。

スペースの都合上、8ヵ月後におこなった調査のシートは載せられませんが、Ⅱ-1不注意が3.8から3.2へ、Ⅱ-3衝動性は4.2から3.4へと大きく下がりました、Ⅲ-6数・計算も2.4に、そのほかも全体的に下がりました。

彼本来の性格に周囲の人たちが気づき、小さな枠ではなく大きな枠のなかで彼を育てることが、Eくんの衝動性を抑え、長所を引き出すことになったようです。

実例 ⑥ 不登校の傾向に早めに対応できた

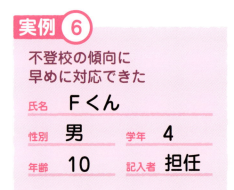

氏名	Fくん	
性別	男	学年 4
年齢	10	記入者 担任

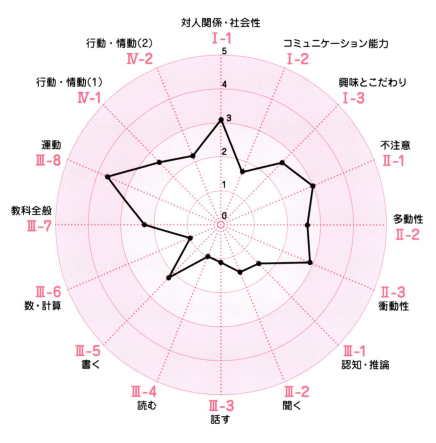

項目		平均点
I-1	対人関係・社会性	3.1
I-2	コミュニケーション能力	1.7
I-3	興味とこだわり	2.6
II-1	不注意	3.0
II-2	多動性	2.6
II-3	衝動性	2.9
III-1	認知・推論	1.6
III-2	聞く	1.5
III-3	話す	1.1
III-4	読む	1.0
III-5	書く	2.2
III-6	数・計算	1.0
III-7	教科全般	2.3
III-8	運動	3.7
IV-1	行動・情動（1）	2.6
IV-2	行動・情動（2）	2.2

相談の内容● Fくんは3年生まではトラブルもなく楽しく通学していましたが、4年生になって担任の先生が替わってから、ひんぱんに学校からの連絡がくるようになりました。Fくんも、学校に行きたくないと言いはじめました。

担任の先生に問い合わせたところ、Fくんは周囲の状況を理解できないことがあり、クラス全員でお楽しみ会の遊びを決めたにもかかわらず、最後までFくんのやりたいゲームを主張し、ひんしゅくをかいました。また、体育の授業で鉄棒からドッジボールに変わったにもかかわらず、頑として鉄棒から離れないということがあったそうです。担任の先生は「このままではFくんはクラスからういてしまう」と心配されていました。

Fくんは算数も国語も4年生相当の学力は充分ありますが、嫌いな科目は体育で、母親の話でも不器用な面があるとのこと。動作が遅く、朝の登校準備にも時間がかかり、大変だそうです。

シート記入● 担任の先生に調査票を記入してもらうと、I-1対人関係・社会性、II-1不注意とII-3衝動性がやや高い傾向がみられます。このことで、友人関係がうまくいかないのではないかと推測されました。また、III-8運動の項目がかなり高く、問題があることが判明しました。

対応したこと● Fくんの気持ちを確認したところ、お楽しみ会で決まった遊びはルールが複雑で苦手なゲームだった、鉄棒から離れなかったのは、もう少しで逆上がりができそうだったことがわかりました。これを担任の先生に伝え、調査票からも能力的に不均衡な部分が見受けられることや、Fくんの行動にも意味があることを伝えました。

先生やクラスの友達にFくんの状況を理解してもらうことがとても大切です。Fくんは、学力があるので問題がみえにくいのですが、運動が苦手で走るのもひじょうに遅く、からかわれることが多かったのです。そのため、劣等感を刺激され、不信感をもち、学校に行きたくないと言いはじめていたのです。

実例 7
まったく話をしない子にはまず自信をつけさせて

氏名	Gくん		
性別	男	学年	5
年齢	11	記入者	担任

項目		平均点
Ⅰ-1	対人関係・社会性	3.2
Ⅰ-2	コミュニケーション能力	2.9
Ⅰ-3	興味とこだわり	1.8
Ⅱ-1	不注意	1.0
Ⅱ-2	多動性	1.0
Ⅱ-3	衝動性	1.2
Ⅲ-1	認知・推論	1.1
Ⅲ-2	聞く	3.2
Ⅲ-3	話す	4.8
Ⅲ-4	読む	5.0
Ⅲ-5	書く	1.9
Ⅲ-6	数・計算	2.1
Ⅲ-7	教科全般	2.0
Ⅲ-8	運動	1.7
Ⅳ-1	行動・情動（1）	1.3
Ⅳ-2	行動・情動（2）	1.2

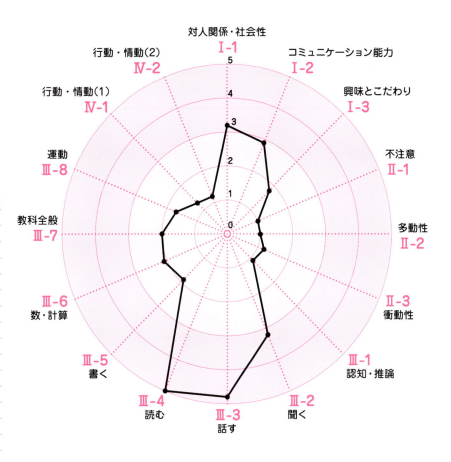

相談の内容● 場面緘黙（ある場所では口をきかない）の男の子です。家ではよくしゃべるのですが、学校ではほとんどしゃべりません。サ行がタ行に置換する（サカナをタカナと発音するなど）構音障害があり、言語指導教室に通っています。担任の先生には、必要なことだけ単語で話しかけてきます。プリントが欲しいときは「プリント」と言うだけです。先生が「プリントが欲しいの？」と尋ね、うなずくと渡してあげています。

友達とは、まったく会話をしません。以前、友達から「一緒に帰ろう」と声をかけられ、どうしてよいかわからず、緊張のあまり走り出し、自転車にぶつかってけがをしたということがあります。

シート記入● 評価シートをみると、言語に関する項目が極端に高く、一見LDかと思いがちですが、これらのことは、場面緘黙も含めて、サ行とタ行の置換が生じている構音障害が影響していると考えられます。家庭では話せているのですが、友達の前では、苦手意識が働いています。先生には、単語や小声でのやりとりができていますので、信頼できる人には声が出せるのでしょう。

ただ、Ⅰ-1対人関係・社会性が、やや点数が高いので、もともと、同年齢の友達にはうまくかかわれないのかもしれません。

Ⅰ-1やⅠ-2の点数が高い子どもたちは、大人とはかかわれるのに、同年齢の子どもたちが苦手という特徴があります。だからこそ、Gくんも声をかけられて、どうしてよいかわからず、走り出してしまったのです。

対応したこと● 得意な分野で活躍できる場面を多くつくり、自信をつけさせることが大切です。自然なかたちで声を出せる機会を増やすように先生にお願いしました。音楽が嫌いでなければ、楽しい歌を歌って、声を出すこと。対人関係ゲームなどを使って、クラスの雰囲気をもりあげ、自然に楽しく声を出せる場面を工夫するとよいと思います。

なお、構音障害は小学校入学前あたりから治療を始めるほうが治癒率が高いといわれています。

実例 ⑧

LD傾向がみられ、専門の検査が必要と判断

氏名	Hくん		
性別	男	学年	4
年齢	9	記入者	担任

項目		平均点
Ⅰ-1	対人関係・社会性	1.9
Ⅰ-2	コミュニケーション能力	1.5
Ⅰ-3	興味とこだわり	1.0
Ⅱ-1	不注意	4.5
Ⅱ-2	多動性	1.0
Ⅱ-3	衝動性	2.0
Ⅲ-1	認知・推論	2.6
Ⅲ-2	聞く	2.3
Ⅲ-3	話す	1.8
Ⅲ-4	読む	4.0
Ⅲ-5	書く	4.8
Ⅲ-6	数・計算	4.2
Ⅲ-7	教科全般	4.3
Ⅲ-8	運動	1.0
Ⅳ-1	行動・情動（1）	1.0
Ⅳ-2	行動・情動（2）	2.2

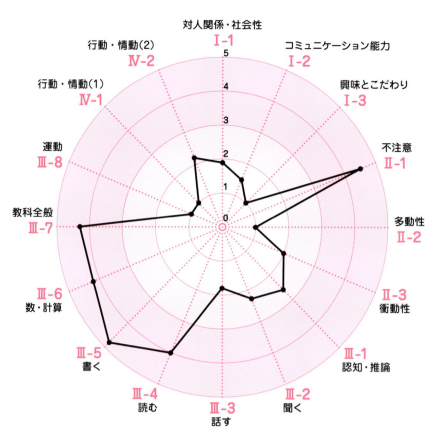

相談の内容● 担任の先生からの相談です。社会性やコミュニケーション能力は良好なのに、学力不振で、学習意欲もありません。整理整頓が苦手で、忘れ物やなくし物が多く、宿題はほとんどやってきません。言われていることも、よく聞いていないようです。授業中も集中していません。個別に話せば充分理解はできるのですが、何事も継続して努力をするということができません。

両親と学校との連携はとれていますが、あまり注意をすると怒り出すので、母親もあきらめているようです。最近言葉遣いや行動が乱暴になってきたのが心配です。

シート記入● 読む、書く、数・計算の項目がひじょうに悪く、教科全般も悪いようです。一見理解力もないようにみえますがⅢ－1認知・推論は比較的よいので、理解力はあると感じられます。

このシートからはLDの可能性が考えられ、問題の理解ができないために、ほかの科目にも影響が出ていると思われます。不注意の項目がかなり悪いので、その影響も出ていると思われます。

対応したこと● 両親の了解のもとに、専門の検査（WISC-Ⅲなど）を受けたうえで、対応策を立てる必要があります。当面の対策としては次のようなことを提案しました。

①文を読む際に促音や拗音を抜かしたり、勝手読みが目立つ場合は、マーカーでその部分を色塗りして注意を引き、短い文をくり返して読む。
②忘れ物やなくし物が多いので、箱などを使って入れ物を決め、中身をメモした紙を貼っておき、午前中の授業が終わったときと下校時に必ず確認し、みつからなければ探す習慣をつける。
③配付されたプリントは、ふたつきの黄色いファイルケースを準備し、受け取ったらすぐ入れる。
④子どもが連絡帳に記入する項目は、書いたら一度担任にみせて判をもらうようにする（きちんと書けていたら、ほめて、ポケモンの判などを押す）。
⑤あまりきっちり要求すると、続けるのが苦しくなるので、字のきたなさなどは、大目にみる。

実例 ⑨
言語の弱点を興味のある話題でカバー

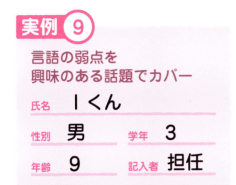

氏名　Ｉくん
性別　男　　学年　3
年齢　9　　記入者　担任

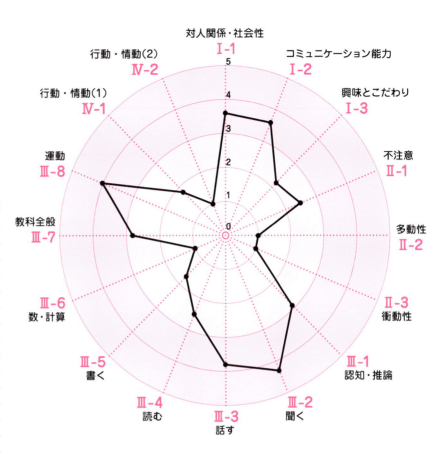

項目		平均点
Ⅰ-1	対人関係・社会性	3.6
Ⅰ-2	コミュニケーション能力	3.6
Ⅰ-3	興味とこだわり	2.2
Ⅱ-1	不注意	2.5
Ⅱ-2	多動性	1.0
Ⅱ-3	衝動性	1.0
Ⅲ-1	認知・推論	2.9
Ⅲ-2	聞く	4.3
Ⅲ-3	話す	3.8
Ⅲ-4	読む	2.5
Ⅲ-5	書く	1.7
Ⅲ-6	数・計算	1.0
Ⅲ-7	教科全般	2.8
Ⅲ-8	運動	4.0
Ⅳ-1	行動・情動（1）	1.8
Ⅳ-2	行動・情動（2）	1.0

相談の内容●担任の先生からの相談でした。Ｉくんは自閉傾向が強く、就学前から言語治療を受けていました。友達とかかわろうという意識があまりなく、話しかけられない限りは自分から話すことはありません。同年齢の子どもが興味を示すようなことには興味を示さず、いつも空想にふけっていることが多いそうです。

Ｉくんの一番の関心事は未確認飛行物体（UFO）で、いつも教室でその本を読んでいます。友達がUFOに関心を示すと、多少おしゃべりをするようですが、話題がほかのことへ移っても、Ｉくんは自分の関心を移すことができません。ほかに興味をもっているものがほとんどなく、会話の内容も広がらないので、友達からなんとなく敬遠されています。

シート記入●担任の先生に記入してもらいました。評価シートをみると、Ⅰ－1対人関係・社会性と、Ⅰ－2コミュニケーション能力の得点が高くなっているうえに、Ⅲ－2聞く、Ⅲ－3話すの力も問題があるので、友達とのじょうずなかかわりは難しいことがわかります。

医療機関を受診していませんが、自閉スペクトラム症の可能性があるのではないかと思われます。Ⅲ－8運動も高いので、体育などは苦手のようです。

先生へのアドバイス●多動性や衝動性はなく、授業中は落ち着いて勉強に取り組むことができているという長所があります。また、数・計算では、学年相当以上の力をもっていること、書く力もあり、漢字も正確に書けること、情動も安定していることなどから、得意な分野の力を伸ばし、自己表現の場をつくってあげることが大切です。

どちらかというと、1対1でかかわることを好むタイプですが、担任の先生の働きかけで、クラスの友達の理解を深め、グループの一員として、Ｉくんの活躍できる場を増やしていくことが大切です。Ｉくんの好きなUFOの話題を取り上げて、みんなで考える時間をつくる、算数の時間での発表の機会を増やすなどの工夫が必要です。

実例 ⑩

勉強がわからないから授業を抜け出す

氏名	Jくん		
性別	男	学年	3
年齢	8	記入者	担任

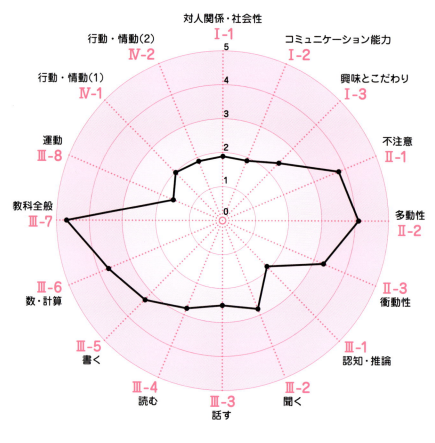

	項目	平均点
Ⅰ-1	対人関係・社会性	1.9
Ⅰ-2	コミュニケーション能力	1.9
Ⅰ-3	興味とこだわり	2.4
Ⅱ-1	不注意	3.8
Ⅱ-2	多動性	4.1
Ⅱ-3	衝動性	3.3
Ⅲ-1	認知・推論	1.9
Ⅲ-2	聞く	2.8
Ⅲ-3	話す	2.5
Ⅲ-4	読む	2.8
Ⅲ-5	書く	3.3
Ⅲ-6	数・計算	3.7
Ⅲ-7	教科全般	4.7
Ⅲ-8	運動	1.6
Ⅳ-1	行動・情動（1）	2.0
Ⅳ-2	行動・情動（2）	1.9

相談の内容● 周囲からも ADHD の疑いがあると言われ、母親はJくんの幼児期からずいぶん苦労をしてきました。どこに行くにも手をつなぎ、目が離せない。公園なども友達とのトラブルが多く、恐くて人がいなくなった夕方などにしか遊びに連れ出せなかったそうです。心配し、教育相談所などにも相談してきましたが、具体的な解決策が得られないまま、今日にいたっています。

Jくんには弟が2人います。Jくんはやさしく弟思いの少年です。母親も子どもが多くて大変ですが、Jくんを公平にかわいがっています。

学校ではしばしば授業中に抜け出し、校庭のすみの池のところに行き、ずっとその周辺で遊んでいます。先生が呼びに行くと戻ってきますが、日に2回くらい脱走してしまいます。先生に叱られると、そのときは神妙な顔をしますが、すぐ忘れて明るくはしゃぎ、友達にちょっかいを出しに行きます。国語と算数のワークでは、2年生レベルでも理解していない箇所がありました。

シート記入● 評価シートから ADHD の傾向が見受けられます。文字を書いたり、数・計算も苦手なので、結果として教科全般のできが悪く、友達と学力のひらきが出はじめています。授業をしばしば抜け出すのも、内容が理解できず、おもしろくなくなっているからでしょう。

対応したこと● 国語と算数の家庭学習を取り入れ、やった後は、母親にみてもらうようにしました。内容は1年生の後半から始め、簡単にやれて間違いが少なく達成感がもてるようにしました。学校では担任の先生に、授業の合間にそばに行って声かけをしてもらい、わからない部分の補足説明を早めにしてもらいました。

同時に、得意な分野で活躍させてあげることも大切です。Jくんは工作が得意でした。担任の先生が区の作品展に推薦し、選ばれたことが彼や母親の大きな自信と喜びになりました。Jくんのとてもカラフルで可愛いロボットは、会場でもひときわ注目を集めていました。

対応方法の具体例

　特別支援教育がスタートして10年あまり経ちました。支援が必要だと思われる子どもがいたら、担任の先生は報告書や個別の指導計画をつくり、校内委員会に諮って、専門家の意見を聞きながら、学校全体で対応策を立てていくことになります。報告書をつくるにも、対策を立てるにも、時間がかかり、対応が遅れがちです。

　しかしトラブルは、今日、今すぐにでも起こる可能性があるのです。そのとき授業はストップし、学級内は混乱します。現実には、待ったなしなのです。

　社会環境も人の心も変化しつつある現在、学校には問題が山積しています。現場の先生方の負担は減るどころか、年々増えているように思います。

　そこで、少しでも現場の先生やご両親に役立つようにと、対応方法を紹介することにしました。すぐにでも手をうてるように、具体的に書きました。いずれも、それぞれの分野で専門書が出ていますので、ここで紹介するのは、ヒントにすぎないでしょうが、子どもに合った対応策を立てるうえでの参考になると思います。

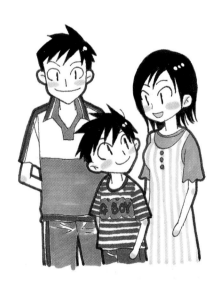

学校と家庭が協力して

子どもの傾向に合った対応を

　これから、学校や家庭での対応方法をいくつか紹介します。いずれも、これさえやればいいという方法ではありません。子どもは一人ひとり障害の内容も程度もまったく違うため、決まった対応法というものはないのです。そのとき、その子の状況に合わせて対応していくしかありません。

　本書は障害の診断をするためのものではありませんので、子どもにレッテル貼りをしないでください。健常と障害は連続したもので、どこからが障害と線を引くのは、とても難しいことです。

　本書の目的は、この子は自閉スペクトラム症だ、ADHDだとレッテルを貼ることではなく、その子の特性が障害の可能性があるほど強いものならば、本人や家族に努力を求めるだけではなく、周囲が支援する必要があると気づいてもらうことにあります。その子にどのような支援ができるのか、子どもの傾向を把握して、対応策を考えましょう。

低学年のうちに手段を講じたい

　障害は早期発見、早期療育が大切です。子どもは発達する存在です。発達を阻害している原因を明らかにして、援助の方策を講じることで、発達が促されるからです。できるかぎり低学年のうちに、周囲が障害に気づき、支援を始めることが障害の改善につながります。

　特に生まれてから7〜8歳ぐらいまでは、脳がめざましく発達する時期だといいます。脳の中に張り巡らされている情報伝達の神経回路が、この時期にほとんどできあがるそうです。この重要な時期に、脳の障害に気づき療育をすることがいかに重要かは、言うまでもありません。

　発達障害の原因については、脳のメカニズムがまだ解明されていないので、はっきりとはわかっていません。ただ、以前のように、心の問題ととらえられ、精神分析的な心理療法がおこなわれるということはなくなりました。

　障害があっても、環境をととのえ、学級や社会のなかで生活できるような行動を身につけていくことが大切です。そこで、治療と教育の両面からのアプローチがされるようになりました。それが「療育」というものです。

社会性をもたせるのが目標

　療育には、学校と家庭が一体となって取り組んでいきます。特に生活習慣の確立については家庭の役割が大きいものです。

　問題行動を起こさないための環境づくりをし、他者とのかかわり方を習得させ、社会性の獲得をめざします。社会性とは、常識を身につけ、自分をコントロールし、他者の気持ちを理解できるようになることです。将来、社会のなかでひとりの大人として生活していくことができるようになることです。

　担任や親だけでは対応しきれないときには、ぜひ専門家の診断を受けてください。間違った方法を続けるより、きちんとした診断と療育を受けるために、病院や療育機関と連携しましょう。発達障害は、かならず改善できます。

家庭での環境づくり

　障害が親の育て方のせいではないとしても、障害に気づいたら、親の接し方を見直さなくてはなりません。子どもの目線、子どもの感覚でみてください。子どもは毎日、なにをすればいいのかわからず、不安で、不自由で、困っているはずです。困っていることを言葉で表現できるように促してあげてください。そして解決策を一緒に考えていきましょう。

障害のある子にきょうだいがいる場合、親の関心がきょうだいに偏っていないでしょうか。それがコンプレックスのもとになっていることもあります。逆に、障害のある子に偏っていても、きょうだいに寂しい思いをさせます。公平に、普通に、を心がけてください。

学校では学級にとけこませる

　学校では、担任だけでなく、すべての先生の役割は大きいものです。「〇〇くんを学校生活に参加させよう」という先生方の姿勢が、ほかの子どもたちに伝わると、特別扱いせず、仲間として受け入れはじめます。それがまた〇〇くんを変えていきます。学級のなかで発達障害のある子が孤立しないですむためには、先生の態度や熱意にかかっていると言ってもいいでしょう。

　誰もぼくを認めてくれないといういらだちが、トラブルを起こさせるのです。やるべきことを教え、席を立たないように指導し、できたらほめる、をくり返します。また、いじめの対象になっていないかにも注意しましょう。

　子どものようすをいちばん知っているのは親ですから、親と相談しながら対応していきます。

　そのとき、担任の先生は言葉の遣い方に配慮が必要です。「お母さん、〇〇ちゃんには本当に困っているんですよね」などと言ってしまうと、よい関係はつくれません。困らせているのではないかと、いつも心配しているのは親なのですから。

　大切なのは、突発的なトラブルの改善よりも、いかにその子が学校生活を安定して過ごすことができるかということです。「〇〇ちゃんが落ち着いて授業が受けられるように、力を貸してください」と言えば、親は喜んで協力してくれるでしょう。

投薬治療をおこなうのは

　障害の程度が重いときは、児童精神科や小児神経科を受診します。専門医に受診すると、問題行動の治療のため、薬を使用することがあります。主に以下のような場合、薬を使用するかどうかを検討します。

● あまりに行動が激しくて、本人も周囲も危険なとき。
● いろいろ工夫してみて3ヵ月経っても行動が改善されないかエスカレートしているとき。

　使用する薬は、コンサータ、ストラテラ、インチュニブなどのほか、非定型抗精神病薬などです。

　コンサータは、脳内の神経伝達物質ドーパミンの放出を一時的に調整する働きをもっています。主にADHDの治療薬として処方されますが、専門の医師の指導のもと、子どものようすをみながら使っていきます。

　人によっては、効き目がないこともあります。また、不眠や食欲不振、頭痛などの副作用が現れることもあります。ADHDで衝動性が強いときには、抗うつ薬や、てんかんの治療薬などを、別に使うこともあります。

　ただし、投薬だけではなく、心理療法（行動療法）や保護者、担任など周囲の大人の理解と適切な対応、生活環境の整備がそろわないと、改善していきません。薬だけに頼らず、総合的な療育が必要です。

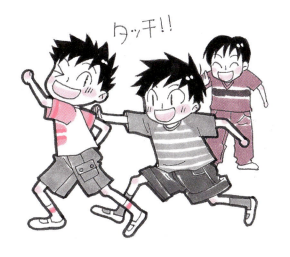

学校で楽しく過ごせることがいちばん大切

予定と手順を決め、明確に示す

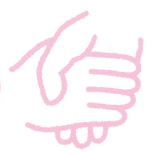

特に不注意な子や、見通しを立てられない子を含めた、すべての子に役立てられる対策です。

環境を「構造化」する

子どもの生活にリズムをつけ、枠を決めます。型にはめるということではありません。枠をつくることで、子どもは自分の居場所や役割を把握でき、不安がなくなるのです。

家庭では勉強する時間や場所を決めるなど、生活上の習慣づくりをします。学校では、席の配置を工夫し、やるべきことを明確にして、それらを目にみえるかたちで示します。

これを環境の構造化といいます。

生活のリズムづくり

毎日の生活に規則正しいリズムをつけ、自分のやることの見通しが立つようにします。一日のスケジュールは学校の学習科目の時間割以外にも必要なのです。そしてスケジュール表を貼るなどして、みえるかたちにします。文字だけで示してもわかる子と、絵のほうがわかりやすい子がいます。心がけたいのは、「やることは少なめに、時間は多めにとる」ということです。ゆとりをもって、早めに声をかけるようにするとよいでしょう。

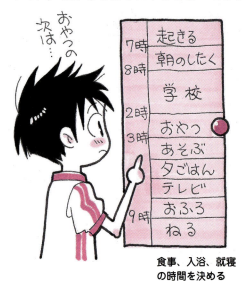

食事、入浴、就寝の時間を決める

物の置き場所を決める

物が散らかっているのは、置き場所がわからないからです。単に置き場所を決めるだけでなく、シールを貼ってひと目でわかるようにします。

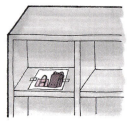

棚やロッカーに絵や写真を貼る

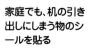
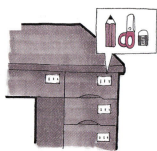

家庭でも、机の引き出しにしまう物のシールを貼る

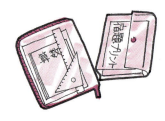

教科ごとにケースに入れておき、授業が終わったらすぐしまう。宿題やお知らせプリントもすぐケースに入れる

自分の物を明確にする

他人の物をだまってとったり、自分の物をよくなくすのは、自分の物と認識できないためです。

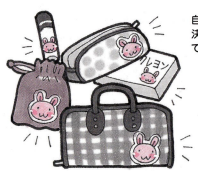

自分用のシールを決め、持ち物すべてに貼る

手順を示す

教室の移動や着替え、給食の準備など、なにをどうすればよいかの順番を示します。絵を描いたカードをつくっておき、黒板に貼るとよいでしょう。

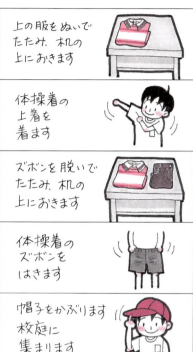

「次は体育です。着替えて校庭に集まってください」などとひと声かけて

構造化とは

多くの情報を同時に示されると混乱する子がいます。構造化とは、その子に合わせて、情報を整理し、枠づくりをすることです。たとえば空間の構造化とは、勉強をする場所、遊ぶ場所、といったように部屋や机を目的に合わせて分けます。生活の構造化は、一日のスケジュールを決め、なにをどのような順番でいつ行うかを示します。

活動や指導法も構造化できます。発達障害のある子どもだけでなく、ほかの子にも役立つ方法です。

教室環境を見直す

落ち着きのない子や不注意の子が授業中に気が散らないようにするために、また、先生の目が届くためにも、座席を工夫しましょう。

窓際は校庭のようすが目に入り、廊下側は掲示物が目に入り、雑音が耳に入ります。こうした刺激が排除できる席にします。先生の正面となる前列真ん中より、少し左右によった席が適しています。また、教室内では、落ち着きのない友達の近くにしないほうがよいでしょう。

教室内の環境も見直します。長期間壁に貼ったままのプリントなど、よぶんな物は片づけます。場合によっては、カーテンを少し閉めておくなど、意識がほかにいかないように、落ち着いた環境をととのえることも必要です。

終わりを予告する

なにかをやるとき、いつまで続ければいいのかわからなかったり、そのことにこだわりがあって動作をやめられない子がいます。回数や終わり方を示します。

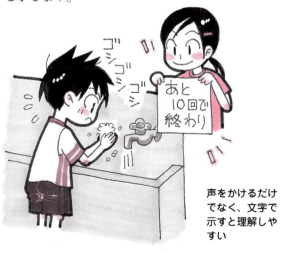

声をかけるだけでなく、文字で示すと理解しやすい

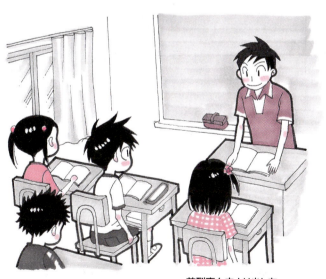

前列真ん中より少し左右によった席がよい

落ち着けない気持ちを理解する

動かずにいられない子や、衝動を抑えられない子には、落ち着いて対応します。

落ち着ける雰囲気づくりを

　授業中に席を立つのは、その子なりの理由があります。①学習の習慣がついていない、②内容がわからないので退屈、③ほかに興味をひかれるものがある、などです。その原因をとりのぞき、学習に参加できるようにします。

　また、刺激や情報が多すぎて処理ができない子もいます。雑音などの刺激や情報をコントロールすることで、落ち着けるようになります。

　なによりも安定した雰囲気づくりが先決です。トラブルが起こっても、落ち着いて冷静さを失わないように心がけてください。

体を動かしてから

　朝、登校前に、お父さんとランニングをしたり、縄跳びを20分するなど、しっかり体を動かすと、落ち着いて授業が受けられます。

　また、軽い体操や全身のストレッチをして体の緊張を充分ほぐしておくのもよいでしょう。授業中落ち着かなくなってきたら、校庭を1～2周走ってくることにしている子もいますが、あくまで、子どもの意思でおこなうことが大切です。

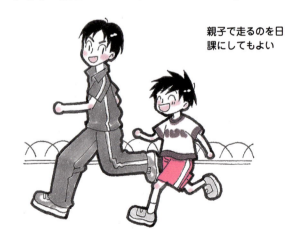

親子で走るのを日課にしてもよい

集中する時間を設定する

　授業中、通して座っていられない子には、「5分間は座っていようね」などと短時間の集中時間を設定します。課題の展開を数段階にして、集中がとぎれないように工夫します。集中できるようなら、少しずつ目標時間を延ばしていきます。目標が達成できるたびに「えらかったね」などとほめることが大切です。

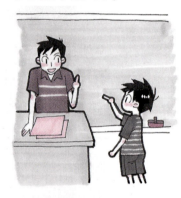

落ち着かなくなってきたら、前に出て黒板に書くなどの活動をさせると、気がまぎれ、席に戻ることができる

席を離れたときのために

　がまんできなくて教室から出ていく子がいたら、行き先を把握していなくてはなりません。出る前に行き先を言わせ、ほかの教師に知らせるシステムづくりが必要です。そのためには行き先を決めておくとよいでしょう。職員室に手紙を届けに行く、授業の受け持ちがない先生と話してくるなど、その子に合わせて複数の行き先を用意します。

　また、席を立ちそうになったとき、肩に手をおいて「おりこうさんね」などとほめると、座っていられることもあります。

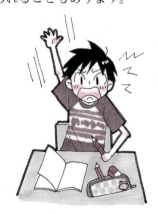

がまんできなくなったら手を上げるなどと、サインを決めておいてもよい

パニックを起こしたら

興奮しはじめたら、早めに「静かにしようね」と冷静に声をかけ、だまってようすをみます。子どもがこちらを意識してようすをみるようなら、うなずいて「そう、そうだよね」と声をかけます。がまんできたら「よくがまんしたね」とほめて、落ち着いてから、「なぜガタンガタンしたのかな」などと、興奮した理由を聞いてあげましょう。

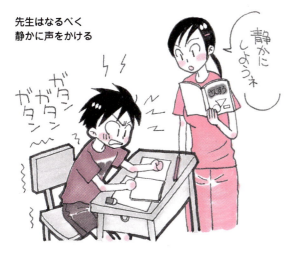
先生はなるべく静かに声をかける

興奮してしまったときには、なにを言っても聞いていません。まず子どもが倒れたりけがをしないように、「落ち着こうね」などと声をかけて、気持ちを鎮めるようにします。少し動きがおさまってきたら、「そうだね。落ち着けたね」と励まします。「自分で落ち着けるかな。それとも保健室に行ってくる？」と自分で決めさせることも大切です。言葉かけは少なめに、落ち着いた声で言いましょう。

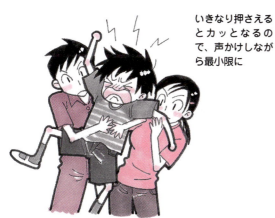
いきなり押さえるとカッとなるので、声かけしながら最小限に

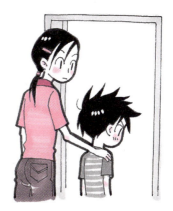
落ち着けないなら、別の空き教室などに移る

別室に移ったら、落ち着くまで待ちます。その間は、大人がひとり付き添うようにします。

その子なりの言い分を聞き、気持ちを言葉で表現させます。原因を探ることも大切です。作業が多すぎて根気が続かない、バカにされ劣等感を刺激された、仲間はずれにされ疎外感を味わったなど、爆発するきっかけはなんだったのでしょうか。「くやしかったんだね」などと気持ちは受け入れ、「でも暴れるのはよくないね。仲間に入れてって言おうね」などと、表現方法がまずいことに気づかせます。今後同じ場面で、どうやったらよいかを考えさせて、実行できるように励まします。

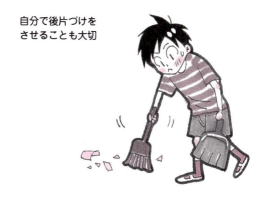
自分で後片づけをさせることも大切

体を押さえると、よけいに興奮する子もいます。そのような子が興奮してしまった場合には、本人やほかの子が安全な状態を確保し、あえて声をかけずにだまってようすをみます。「落ち着いたら話しに来てね。待っているからね」と静かに声をかけます。

感覚過敏でパニックになることもあります。音楽の楽器の音が苦手なら耳栓をしたり、プールのシャワーを浴びるのがいやなら、シャワーの代わりに自分で水をかけるなど、やり方を工夫してあげましょう。

理解度を早めに確認する

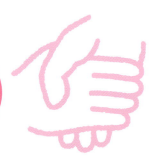

すべての子どもに。特に学習の遅れがある子への、具体策です。

個別にきめ細かくフォローする

　読み書き、計算など、一部がいちじるしく困難な場合は、どの程度理解していないのかを把握することが先決です。そのうえで実現可能な目標を設定したり、個別学習をおこないます。

　学校でフォローするだけでなく、家庭でも宿題をするときに子どもの横についているなど、勉強をみてあげましょう。大切なのは、ほめることと、くり返し教えること。ほかの子の5倍は、くり返す必要があると思ってください。

家庭でも情報をコントロール

　テレビを長時間つけていたり、ゲームを長時間続けさせることは、不必要に大量な情報を与えつづけることになります。心の機能に障害がある子の場合、普通以上にゲームなどにはまりやすい傾向があります。情報を選別することができない、がまんが苦手、という特徴をもっているので、テレビ、スマホ、ゲームの使用は制限するほうがよいでしょう。

　長時間みさせない、続けてみさせないという量的な制限のほか、暴力的な場面のテレビや動画をみせない、暴力的な内容のゲームを避けるといった質的な制限も必要です。

　合計して一日1〜2時間程度までをめやすにしましょう。人を殺すなどの攻撃的なものや破壊性の強いものはみせないようにしてください。

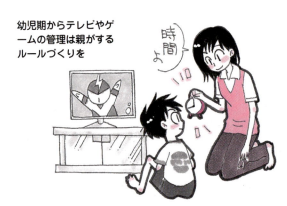

幼児期からテレビやゲームの管理は親がするルールづくりを

学習と遊びの場を分ける

　学習の時間には、学習に不要な物は目につかないようにします。家庭でも、机の引き出しは勉強の物だけにして、遊びの物は別にボックスを用意するなど、工夫しましょう。

　ひとつの場所はひとつの目的と決めたほうが取り組みやすい子には、食卓などで勉強するよりも、勉強コーナーを決めてあげましょう。

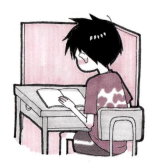

自分のスペースをついたてなどで区切ると、落ち着くことがある

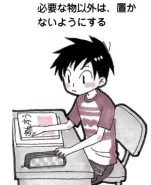

机の上には、そのとき必要な物以外は、置かないようにする

興味を学習に結び付ける

　こだわりのある子の場合、こだわりとは、それに集中できるという美点なのです。マークや数字に興味があるなら、算数に結び付けるなど、興味を教科の入り口にして、その子なりの目標をもたせ、ほめながら進めます。自信がつき、学習への意欲がわいてくるでしょう。

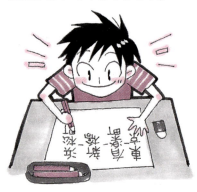

電車が好きなら、駅の名前を漢字で書いていく。低学年ならひらがなで

漢字を書くのが苦手なら

　図形の模写を家庭でたくさん練習するとよいでしょう。黒板の文字を写して書いたり、漢字を書くのが早くなります。先生や親が心がけたいのは、子どもが書いた文字の細かいところは大目にみることです。文字の書き順や、「止める」「はねる」などはあまり気にしないでください。

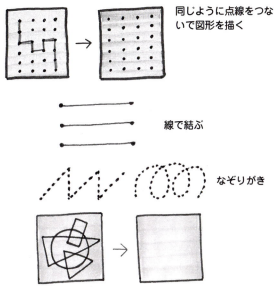

同じように点線をつないで図形を描く

線で結ぶ

なぞりがき

この絵の中になにがある？　気づいた形を描き出してみよう

読むのが苦手なら

　教科書や本を読むときに、行を間違えたりとばしたりする子どもには、読みやすくする工夫をします。行間に線を引く、1行ごとにマーカーで色をつけるなどがよいでしょう。単語や文節を線で区切ると、読みやすい子もいます。
　漢字を読むのが苦手なら、漢字とひらがなのカードをたくさんつくり、カード合わせゲームをするのもよいでしょう。

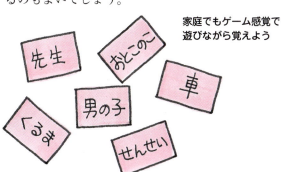

家庭でもゲーム感覚で遊びながら覚えよう

数の概念を育てる

　足し算、引き算の概念を育てるために、おはじきを使った方法を紹介します。

①
1〜5個のおはじきを手に隠す
手をパッと開いてみせ、すぐとじて何個かあてさせる
正解を言い、数字のカードをみせる

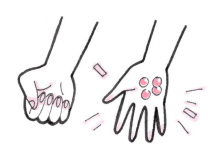

②
おはじきを10個おく
（難しければ5個）
手の中に何個か隠す
残りのおはじきをみて何個隠したかあてさせる
正解を言って数字のカードを見せる

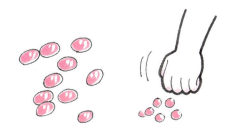

③
1〜5個のおはじきを右手に持ち、パッとみせ、すぐにとじる
いくつだったか答えさせる
おはじきを左手にも持ち、パッとみせ、すぐにとじる
いくつだったか答えさせる
全部でいくつか答えさせる
わからなかったら、両手を開いて数えさせ、
正解を言って、数字のカードをみせる
難しかったら、右手と左手の数を答えさせたあと、正解の数字のカードを右手と左手の前にそれぞれ置いて、答えさせる

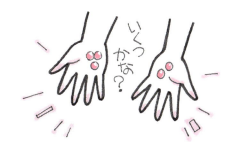

成功体験で自信を育てる

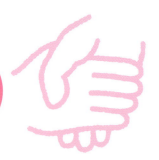

自信をなくしかかっている子へ、二次障害の予防策です。

自信がもてれば意欲が出る

発達障害の子どもは、これまで叱られつづけた経験から、自信をなくしていることが多くあります。そのため、もともとコミュニケーションをとることが苦手なうえに、人の話を聞くことを最初から拒否したり、意欲をなくしたりしています。

ちょっとがんばったらできることを目標にして、できたらほめます。スモールステップで、まず成功体験と達成感が得られます。自信をもって行動できるようになるまで、くり返します。

目標は具体的に。たとえば「3年生の漢字を覚える」のではなく、「○と○と○を今週中に覚える」などとします。できれば図示します。

役割をもたせる

掃除や給食当番、係の仕事をやらないのは、なにをしたらよいかわからないためです。○○当番、○○係とだけ言われても、内容が考えられないのです。役割の内容は、図示して明確に示しましょう。

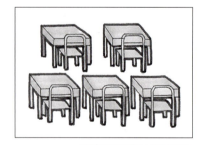

掃除のやり方は図示する。机と椅子を並べる場合、「ひとりが机5こ、椅子5こを並べます」と示す

パン係のやること
1 手を洗う
2 給食の上着を着る
3 マスクをつけ帽子をかぶる
4 パンのケースの後ろに立つ
5 パンを皿に入れてあげる

係のやることを示す。絵を加えてもよい

結果でなく過程をほめる

スモールステップでも、うまくできないことがあります。子どもががっかりし、ますます自己評価を下げないよう、「すごくがんばったね」と取り組んだ姿勢をほめます。「字がきれいに書けたね」「ここまでできたじゃない」などと、できたところまでをほめ、目標の設定が適切だったかどうか見直します。

「えらかったね」と声をかけると、安心する

わがままな大人にならないように

ほめたり、子どもの気持ちを受け入れるといっても、すべてなにもかも認めていては、将来わがままな大人になるだけです。

気持ちは受容しても、表現方法としての行動は認めないなど、世の中には、してはいけないことや、がまんしなくてはいけないことがあるのだと理解させなくてはなりません。

たとえば、友達をたたいた場合、「そうか、いやだったんだね」と感情や行動を言語化し、「でも、たたくのはいけないね」と事実を確認させ、「これからどうしたらいいのかな？」と、対処法を考えさせます。「たたかないで、やめてと言う」と、自分で考えられたら、次はそうするように約束をさせ、期待していることを伝え、言ったとおりにできたら、ほめます。

その際もスモールステップで、「今日は友達をたたかない」などと、達成可能な目標から始めます。

じょうずな叱り方

「叱る」と「怒る」は違います。叱るときは感情的にならないよう、冷静に対応します。「だめじゃない！」「なにやってるの！」などと頭ごなしに強い調子で言うと、お互いにエスカレートします。子どもを興奮させないように、低くてはっきりした声で、具体的にゆっくり言うとよいでしょう。

ほかの子どもたちへの対応も必要です。「座れよ！」「みえないよ」などと友達が口々に非難すると、トラブルになります。「必要なときは先生が言います」と、ほかの子どもたちにもだまっているように約束させましょう。

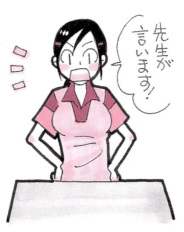

ほかの子どもたちが勝手なことを言いはじめたら、それは先生の役目であると、きっぱり言う

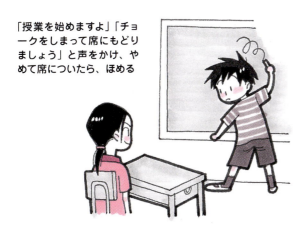

「授業を始めますよ」「チョークをしまって席にもどりましょう」と声をかけ、やめて席についたら、ほめる

子どもどうしでトラブルを起こした場合、最初になぜそのような行動を起こしたのか、理由を聞きます。気持ちは受け入れ、方法はよくないことを伝えます。そのとき、多くのことを言わず、ポイントをしぼります。

コミュニケーションをとる

人の気持ちが想像できないため、人を傷つけることを言ってしまい、仲間はずれにされていることがあります。本人は疎外感をもったり、バカにされていると感じていますが、なぜだかよくわかっていません。言っていい言葉と悪い言葉を考えさせて、書き出してみます。

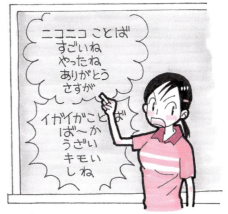

本人も含めてみんなに言ってもらい、黒板に書いていく。言われたときどんな気持ちがするかを話してもらうとよい

習い事やボーイスカウトは

ボーイスカウトなどに入ると、集団生活の具体的な方法を学ぶことができます。多動の子はサッカーなどでしっかり体を動かすのもよいでしょう。また、習字で止めやハネを習うことが、自分の体の動きのコントロールにつながることもあります。ただし、合う、合わないがあるので、あくまでも子どものようすをみながら進めましょう。

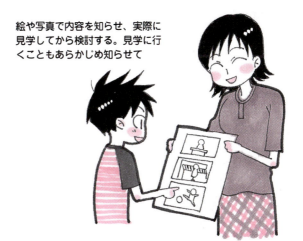

絵や写真で内容を知らせ、実際に見学してから検討する。見学に行くこともあらかじめ知らせて

情報の伝え方を工夫する

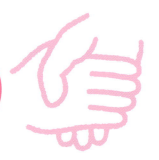

主に、コミュニケーションが苦手な子や、注意を集中できない子への対応策です。

聞くよりみるほうが伝わる

発達障害のある子どもに限らず、そういう傾向の子どもは多いのですが、なにかを言われても頭に残らなかったり、理解できずに聞き流したりしてしまいます。情報は聴覚からではなく、視覚からのほうが伝えやすくなります。

情報の処理が苦手なので、言葉で聞いただけでは内容がわからないのです。

作業内容や手順を目にみえるかたちにします。また、一度に多くのことを伝えず、ポイントをしぼります。

絵や写真の活用

情報の視覚化に役立つものは、絵や写真、シールなどです。横に文字で補足します。

一日のスケジュール、約束や目標、係の仕事内容などをカードにして、机の上に貼ったり、携帯させるのもよいでしょう。

言葉よりも絵で示す

掃除が終わったら「後片づけもしようね」と言うより、内容を具体的に伝えます。その場合、掃除用具入れの扉に、「掃除用具をきちんと整理しましょう」と書いて貼るよりも、その中に入れる物の写真を貼っておきましょう。

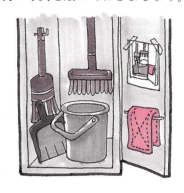

ほうきや雑巾など、片づけた状態の写真を貼る

目にみえるかたちをつくる

忘れ物は学習の遅れや自信喪失につながります。学校に持っていく物、着ていく服などを、前日にはきちんと準備させましょう。朝起きてから登校するまでの手順もみえるように貼っておきます。

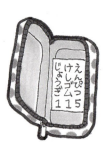

道具を出すと戻せないので、しまうところに絵を貼る

筆箱の中身を貼っておいて確認。貼るのは筆箱の中でもいい

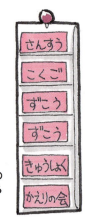

ビニールケースにカードを入れ、机に貼っておく。カードは、その日の時間割に合わせて入れ替える

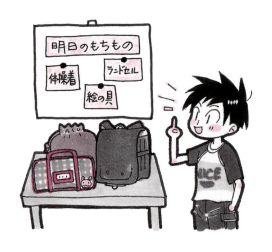

持ち物机などを用意し、そこにまとめておく

新しいことをするときには

これまで知らないことには不安をもち、混乱してしまいます。いつ、どこで、どんな順番でおこなうかを、あらかじめ示します。イメージしやすいよう、図や写真を活用するとよいでしょう。

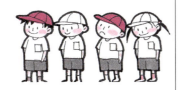
今日の体育はとび箱です
並びます

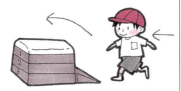
ひとりずつ走っていきます

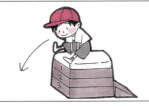
とび箱をとびます

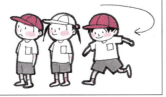
とんだら列の最後に並びます

前日にも「明日の体育はとび箱です」と貼っておくとよい

目標はわかりやすく

時間の目標を示す場合も、視覚的に示します。目標時間の横に時計の図を描くなど、ひと目でわかるようにします。

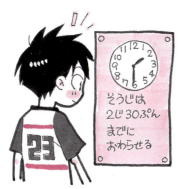
目覚まし時計などイメージがわきやすい図を

伝えることはひとつにしぼる

授業の最後に明日の持ち物を伝えるような場合には、黒板のあいているところに書くのでは、どこをみてよいのかわからず混乱します。いったん黒板を消してから持ち物だけを書く、持ち物カードを貼るなど、伝えることを整理します。

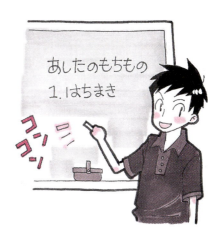
順番に整理して書き、最後に色チョークで囲むとよい。黒板をノックして注意を向けさせる

すぐに、その場で言う

「そういえばあのとき……」などと、状況が変わってから前のことを注意されても、なんのことかわかりません。伝えるべきことは、すぐに、その場で伝えるようにします。

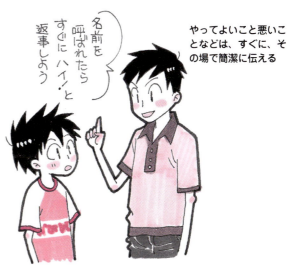
やってよいこと悪いことなどは、すぐに、その場で簡潔に伝える

カードを使って、視覚的にわからせる。たとえば「おしゃべりは禁止」と伝えるカード

社会のルールを身につけさせる

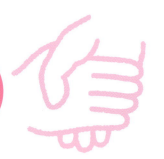

友達とうまくかかわれない子への対応策ですが、誰もが身につけたいことです。

ソーシャルスキルの獲得を

社会性をもたせるために、社会のルール、常識を身につけさせ、人の気持ちを推し量ることが大切であることを理解させます。いずれは社会でひとりでも生きていかなくてはならないのです。

あいさつをする

コミュニケーションの第一歩です。おはよう、こんにちは、さようならといったあいさつで、人間関係は円滑になります。また、自分があいさつされたらだまってうなずいたり無視したりしないで、同じように返事をすることを教えます。

授業の始まりと終わりにあいさつをするときは、体の動きが止まってきちんと立っていることを確認してから、礼をします。フラフラしているまま礼をすると、きちんと体を止めることを覚えられません。初めはなかなかできなくても、体が止まるまで待って、礼をするようにすると、できるようになります。

ダメなことはダメと言う

好きでもやってはいけないことが社会にはあるのだと、「がまん」を教えます。他人に迷惑をかけたり、社会のルールを破るようなことをしたときは、しっかりダメだと言います。理由をくどくど言わず、簡潔に言い、なにがいけなかったのか、どうしたらよいかを考えさせます。今後やってみようと約束し、できたら、ほめます。

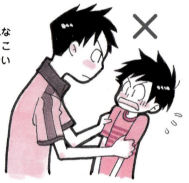

あまり体にふれないほうがよい。この叱り方はしない

話を聞く態度を教える

授業中にぐにゃぐにゃしたり、机につっぷしているのは、集中力がないだけでなく、どのような姿勢をしたらよいかわからないためもあります。

話を聞くときには、話している人をみながら、よい姿勢で座って静かにするということを、絵や写真で示します。また、姿勢を保てないのは、筋力が原因の場合もあります（60ページ参照）。

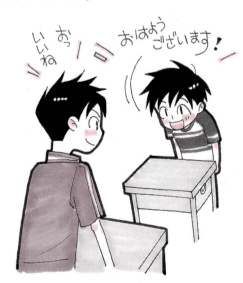

気をつけピッ！ と体を止めさせる。だまっておじぎをするのではなく、声に出してあいさつできるように

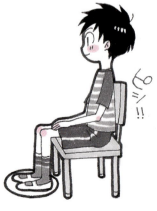

背中を伸ばし、手はひざ、足を床につける。おしりを椅子の奥にくっつける感じ。足の位置をテープで丸く囲み、足を丸の中にいつも置くように意識させることも効果的

声の大きさに気づかせる

自分のことばかり主張して仲間はずれにされたり、けんかなどのトラブルを起こすのは、人の気持ちを推し量れないためです。友達に話しかけるときの声の大きさや、相手の状況をみるといったコミュニケーションの基礎を教えます。

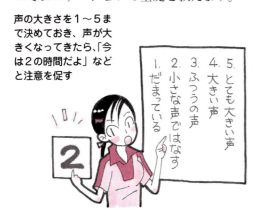

声の大きさを1〜5まで決めておき、声が大きくなってきたら、「今は2の時間だよ」などと注意を促す

負けても騒がせないために

社会性を学ぶためにゲームを利用することがありますが、ゲームのルールが理解できず、負けると泣き叫ぶことがあります。ゲームをする前に次のように約束しておくことが大切です。

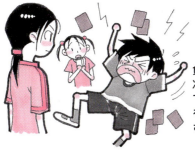

負けて騒いでいる間は冷静に待つ。落ち着いてきたら、事前の約束を言葉で言わせて確認させる

うるさいからと勝ちをゆずったり、障害があるからとかばいすぎたりせず、ルールを守らせます。ゲームをめちゃくちゃにしたら、やり直して再度取り組ませることを続けます。負けても騒がなくなったら「負けても泣かなくなったね、えらいね」とほめます。

感情を言葉にさせる

自分の思いどおりにならないとすぐ泣いたり暴力をふるう子がいます。それ以外に人とのかかわり方を知らないのです。「悔しい」「悲しい」といった感情を表す言葉や、「○○してほしい」と自分の希望を言葉で表せるようにさせましょう。また「がまん、がまん。次があるさ」など、自分の気持ちを切りかえるおまじないの言葉を教えるのもよいでしょう。

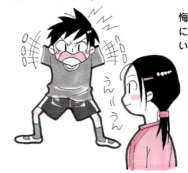

悔しいんだね、と感情に気づかせ、してほしいことを言わせる

状況に合った言葉を教える

いきなり人の物を持っていくのは、自分の物と人の物の区別がついていなかったり、物を借りるためのコミュニケーションを理解していなかったりするためです。ゲームのようにして練習させましょう。

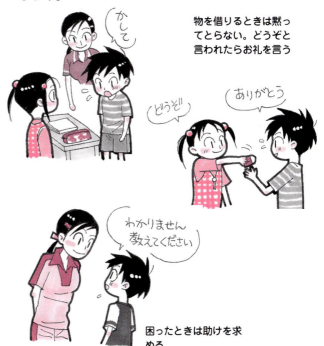

物を借りるときは黙ってとらない。どうぞと言われたらお礼を言う

困ったときは助けを求める

身体感覚を高める

体の動きを自分でコントロールする力を育てます。主に、感覚過敏、多動、衝動性の強い子に。

遊び感覚で体を動かす

情報の処理ができないため、体の感覚のコントロールがうまくできず、動きがバラバラになったり、バランスが崩れたりします。筋力がないと集中できなかったり、座る姿勢が保てません。こうした身体感覚や平衡感覚、筋力は、体を動かす遊びを通して育てていきます。

情緒や感覚は自律神経とも大きく関係しているといわれます。不必要なところにいつも力を入れて緊張しつづけ、リラックスとの切り替えができないのは、自律神経のバランスがとれないためもあるようです。

いずれにしても、その子の脳や自律神経の状態に合った刺激を与えること。つまり、いやがるようなら無理をさせないことが大切です。

識別力を育てる

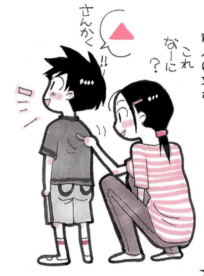

背中のように、本人にみえない部分に、簡単な図形や文字を描いてあてさせる

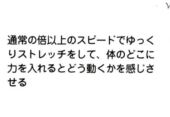

通常の倍以上のスピードでゆっくりストレッチをして、体のどこに力を入れるとどう動くかを感じさせる

リラックス

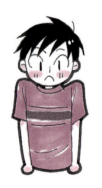 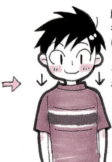

肩に力を入れてギューッ。一気に力を抜いてストン。緊張とリラックスの違いを感じさせる

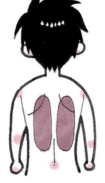

ふとんのように、柔らかい物にうつぶせに寝かせ、背中全体を軽くたたく

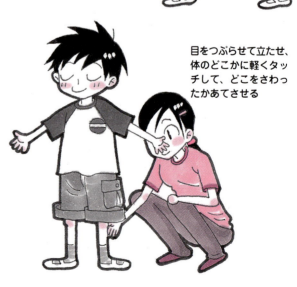

目をつぶらせて立たせ、体のどこかに軽くタッチして、どこをさわったかあてさせる

平衡感覚を育てる

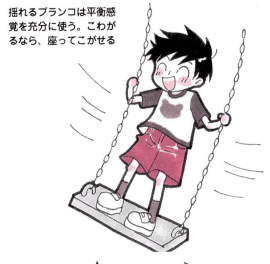

揺れるブランコは平衡感覚を充分に使う。こわがるなら、座ってこがせる

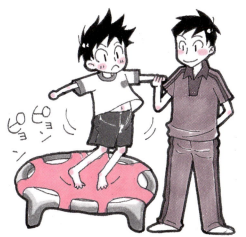

ブランコをこわがってもトランポリンなら大人が手を添えてやると、できる場合がある

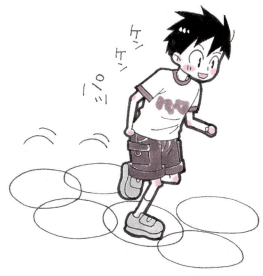

片足、両足と交互にジャンプしていく遊び。楽しみながらできるのがいちばん

多動を抑える

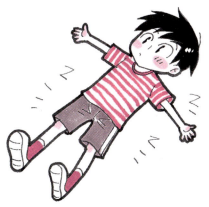

「ガリバー訓練」は、おとぎ話のガリバーのように、両手両足を広げてあおむけに寝て、じっとしている訓練。数を数えたり、時計をみながら時間をじょじょに延ばしていく。指の先まで意識させて、動いたところは、すぐに押さえて気づかせる

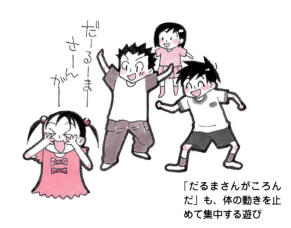

「だるまさんがころんだ」も、体の動きを止めて集中する遊び

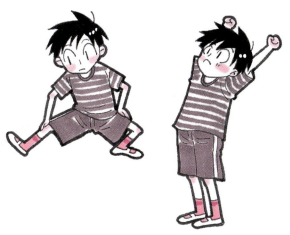

モジモジして動きたくなったら、背中、わき腹、足腰などをしっかりストレッチする。体の動きをコントロールすることが、多動を抑えることにつながる

避けたい対応、タブー集

こんなことは言わないで！こんなことはしないで！

障害のある子どもへの対応が困難だったり、思うように改善されないと、つい感情的になりがちです。その結果、子どもの心に修復できない傷をつけたり、信頼関係が崩れたりします。以下のような点に注意してください。解決案もあげました。

× またか、と露骨にいやな顔をする
○ あわてず、さわがず、冷静に受け止める

× ADHDの子に「いいかげんにしろ！」と叱責するだけ
○ なにが原因なのか、子どもに代わって探る

× LDの子に「ちゃんとやりなさい！」と言うのは、ダメなやつだと言うのと同じ
○ どうみえているのか、なにが困難なのかを、子どもの立場で考える

× 自閉スペクトラム症の子に、予定にないことをさせるのは不安のもと
○ 予定を視覚的に伝える。変更は事前に伝える

× ゆずってしまう、子どもの言いなりになる
○ なぜ応じられないのか、わかりやすく説明する。ダメなものはダメと一貫性をもつ

× 暴力を容認、過度の要求にこたえてしまう
○ 行動がくり返されつつ、エスカレートしていくので、最初にきっちりNOを示す

× 自閉スペクトラム症の子が目をそらすので、ほうっておく
○ 名前を呼んで目をみて話すようにする

× 「〜が守れないなら〜しないよ」などと強い調子でおどしたり、とりひきをする
○ ちょっとがんばったらできる、具体的な目標を設定し、できたらほめる。お金や高価な物でつらないで、いっしょに遊ぶなど形のないものや楽しみのほうがよい

× 「また〜してる」「いつも〜だから」と頭ごなしに決めつける
○ どうしてそうするのか理由を聞き、待つ（行動に出るまでに時間のかかる子が多い）

子どもをわがままな大人にしないために

- パニックをおそれて要求通りにしない。気持ちは容認しても、行動は容認しない。
- 「待っててね」「あとで」「もう一度」などの言葉を使い、待つことを学ばせる。
- 「誕生日になったら買おうね」などと、がまんすることを学ばせる。
- ありがとう、ごめんなさいの言葉を覚えさせる。
- 他人の肌に触れたり、ベタベタしないなど、年齢相応の態度やふるまいを教える。

いじめを見逃さないために

発達障害のある子は、コミュニケーションがうまくとれず、友達の心を傷つけたり、場違いな発言をしたりして、いじめの対象になりがちです。

かつて、こんな例がありました。小学校2年生のアスペルガー症候群の男の子Mくんです。友達からからかわれ、言葉の暴力で、うざい、死ね、キモい、など日常的に言われていました。つつかれたり筆箱を隠されたりもしました。

ところが、Mくんはなにを言われても「やめてよ〜」と言うだけで、ニコニコ笑っていました。担任はいじめではないと思っていました。ある日のこと、Mくんはいきなりキレて大暴れをしました。担任も友達も気づいていなかったのですが、友達から言われ続けていた言葉で、Mくんは深く傷ついていたのです。つらい気持ちが蓄積し、耐えられなくなった爆発でした。

発達障害の子どもには、感情を顔に出すことが困難な子もいます。みた目には楽しいのかいやがっているのか判断できないこともあります。経緯がわからないと、暴れたところだけをとらえ、叱るなどして、さらにつらい思いをさせることになります。そして残念ながら、発達障害があると、いじめの対象になりやすいのです。そのことをよく心にとめ、注意してください。

相談窓口を利用する

学校の担任にまず相談

学校には、発達障害の子どもたちを支援する組織として、校内委員会が設けられています。その中心が特別支援教育コーディネーターです。医療機関や福祉機関、専門家の紹介や調整をおこないます。子どものようすに不安があったら、学校の担任を通じ、校内委員会に相談しましょう。また、下記のような機関に、直接相談してもいいでしょう。

- 保健所、健康サポートセンター
 乳幼児検診や育児相談をおこなっている、身近な相談機関です。
- 教育相談機関
 教育センター、教育研究所など。学校と連携しながら、臨床心理士などが相談に応じています。
- 子ども家庭支援センター、子育て支援センター
 子育てに関する相談、発達相談に応じます。
- 児童相談所
 子どもに関する相談の総合的な窓口。発達検査や診断、療育手帳の交付や支援機関の紹介など。
- 地域の療育センター、民間の療育機関
 名称はさまざまですが、心身に障害がある子どものための施設です。
- 発達障害者支援センター
 各都道府県に順次つくられています。発達障害の支援窓口としてシステムづくりをしています。
- 医療機関
 小児神経科、児童精神科に行くとよいでしょう。
- 精神保健福祉センター
 各都道府県にひとつ以上は設置されている、心の健康相談（ひきこもり、精神障害等）窓口です。
- 大学の研究室に関連する総合相談センター
 独自に相談窓口をもっている大学もあります。
- 放課後等デイサービス事業（放課後デイ）
 障害児の発達支援や居場所づくりを目的に学童クラブのような役割をしています。職員の半数以上を児童指導員か保育士とするよう児童福祉法で定められています。希望者は、自治体の障害福祉課などで、受給者証（療育手帳ではない）を申請すると1割負担、1回1000円（上限あり）ほどで利用できます。送迎付きの事業所もあり、夏休みなど長期の休みも利用できます。

親の会を探す

- 社団法人日本自閉症協会
 http://www.autism.or.jp/
- NPO法人　全国LD親の会
 http://www.jpald.net/
- NPO法人　えじそんくらぶ（ADHD）
 http://www.e-club.jp/
- NPO法人　アスペ・エルデの会
 http://www.as-japan.jp/

担任から専門家の受診を勧めるとき

- 親へのじょうずな伝え方は

「たいへんな子だ」「私はこんなに苦労している」といった否定的な言い方ではなく、具体的なエピソードをまじえ、事実を冷静に説明します。同時に、必ず子どものよい点も話すようにします。「学校でどのように対応したらよいのか、医師などの専門家にアドバイスをしてもらい、一緒に考えていきましょう」と話しましょう。

親はショックを受けることがあるので、押しつけ感をもたせるような言い方は避けてください。

- 子ども自身が拒否する場合は

いやだから拒否しているわけではなく、理解できないためということもあります。説明が不適切になっていないでしょうか。

「忘れ物が多くて注意される」「みんなと遊べない」など、本人もうまくいっていないことを感じていると思うので、「学校で困っていることを解決するために相談をしてきて、先生に教えてほしい」と話してはどうでしょう。

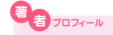

著者プロフィール

黒澤礼子（くろさわ・れいこ）

東京大学文学部心理学科卒。筑波大学大学院教育研究科修士課程修了。臨床心理士。臨床発達心理士。聖徳大学幼児教育専門学校講師、法政大学講師を経て、現在神奈川大学大学院講師を務める。臨床分野においては、子ども家庭支援センター心理・発達相談員の後、特別支援教育専門家チーム委員、小学校・保育園などの特別支援教育・保育に携わる。順天堂大学医学部附属順天堂医院小児科にも勤務。主な著書に『心身障害Q&A　児童虐待』（黎明書房）、『新版 大人の発達障害に気づいて・向き合う完全ガイド』（講談社）などがある。

本書は、2007年発行の『発達障害に気づいて・育てる完全ガイド』に新しい情報を加えて内容を見直した新版です。

編集協力　　オフィス201（新保寛子）
カバーデザイン　松本　桂
カバーイラスト　長谷川貴子
本文デザイン　南雲デザイン
本文イラスト　とりうみ祥子

健康ライブラリー
新版 発達障害に
気づいて・育てる完全ガイド

2018年8月7日　第1刷発行
2023年2月6日　第3刷発行

著者　　黒澤礼子（くろさわ・れいこ）
発行者　鈴木章一
発行所　株式会社講談社
　　　　東京都文京区音羽二丁目12-21
　　　　郵便番号　112-8001
　　　　電話番号　編集　03-5395-3560
　　　　　　　　　販売　03-5395-4415
　　　　　　　　　業務　03-5395-3615
印刷所　凸版印刷株式会社
製本所　株式会社若林製本工場

N.D.C.371　63p　30cm
©Reiko Kurosawa 2018, Printed in Japan

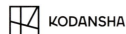

定価はカバーに表示してあります。
落丁本・乱丁本は購入書店名を明記のうえ、小社業務宛にお送りください。送料小社負担にてお取り替えいたします。なお、この本についてのお問い合わせは、第一事業局企画部からだとこころ編集宛にお願いいたします。本書のコピー、スキャン、デジタル化等の無断複製は著作権法上での例外を除き禁じられています。本書を代行業者等の第三者に依頼してスキャンやデジタル化することは、たとえ個人や家庭内の利用でも著作権法違反です。本書からの複写を希望される場合は、日本複製権センター（03-6809-1281）にご連絡ください。
Ⓡ＜日本複製権センター委託出版物＞

ISBN978-4-06-512582-3

参考文献

『アスペルガー症候群がわかる本』
（クリストファー・ギルバーグ／
　田中康雄監修、森田由美訳／明石書店）

『LD（学習障害）とADHD（注意欠陥多動性障害）』
（上野一彦／講談社＋α新書）

『きみもきっとうまくいく』
（キャスリーン・ナドー＆エレン・ディクソン／
　水野薫ほか訳／東京書籍）

『学校改革選書4　特別支援教育の
　校内支援体制づくり』
（大南英明編／明治図書）

『教室でできる特別支援教育の
　アイデア172・小学校編』
（月森久江編／図書文化）

『講座　自閉症療育ハンドブック』
（佐々木正美／学習研究社）

『自閉症児のための絵で見る構造化』
（佐々木正美監修・指導・文／学習研究社）

『育てにくい子にはわけがある』
（木村順／大月書店）

『多動な子どもへの教育・指導』
（石崎朝世ほか監修・著／明石書店）

『特別支援教育［実践］ソーシャルスキル
　マニュアル』
（上野一彦ほか編著／明治図書）

『特別支援教育のための発達障害入門』
（友久久雄編著／ミネルヴァ書房）

『自閉症のすべてがわかる本』
（佐々木正美監修／講談社）

『発達障害と子どもたち』
（山崎晃資／講談社＋α新書）